Helgrit Marz-Loose

Repetitive periphere Magnetstimulation

Helgrit Marz-Loose

Repetitive periphere Magnetstimulation

Therapieoption bei der Spastik?

Südwestdeutscher Verlag für Hochschulschriften

Impressum / Imprint
Bibliografische Information der Deutschen Nationalbibliothek: Die Deutsche Nationalbibliothek verzeichnet diese Publikation in der Deutschen Nationalbibliografie; detaillierte bibliografische Daten sind im Internet über http://dnb.d-nb.de abrufbar.
Alle in diesem Buch genannten Marken und Produktnamen unterliegen warenzeichen-, marken- oder patentrechtlichem Schutz bzw. sind Warenzeichen oder eingetragene Warenzeichen der jeweiligen Inhaber. Die Wiedergabe von Marken, Produktnamen, Gebrauchsnamen, Handelsnamen, Warenbezeichnungen u.s.w. in diesem Werk berechtigt auch ohne besondere Kennzeichnung nicht zu der Annahme, dass solche Namen im Sinne der Warenzeichen- und Markenschutzgesetzgebung als frei zu betrachten wären und daher von jedermann benutzt werden dürften.

Bibliographic information published by the Deutsche Nationalbibliothek: The Deutsche Nationalbibliothek lists this publication in the Deutsche Nationalbibliografie; detailed bibliographic data are available in the Internet at http://dnb.d-nb.de.
Any brand names and product names mentioned in this book are subject to trademark, brand or patent protection and are trademarks or registered trademarks of their respective holders. The use of brand names, product names, common names, trade names, product descriptions etc. even without a particular marking in this work is in no way to be construed to mean that such names may be regarded as unrestricted in respect of trademark and brand protection legislation and could thus be used by anyone.

Coverbild / Cover image: www.ingimage.com

Verlag / Publisher:
Südwestdeutscher Verlag für Hochschulschriften
ist ein Imprint der / is a trademark of
OmniScriptum GmbH & Co. KG
Heinrich-Böcking-Str. 6-8, 66121 Saarbrücken, Deutschland / Germany
Email: info@svh-verlag.de

Herstellung: siehe letzte Seite /
Printed at: see last page
ISBN: 978-3-8381-3674-5

Zugl. / Approved by: Berlin, Medizinischen Fakultät Charité, Diss., 2008

Copyright © 2013 OmniScriptum GmbH & Co. KG
Alle Rechte vorbehalten. / All rights reserved. Saarbrücken 2013

Meinen Kindern Ann-Sophie und Antonius gewidmet

Inhaltsverzeichnis

Kapitel		Seite
1.	Einleitung und Zielstellung	5
2.	Grundlagen	7
2.1.	Der Muskeltonus	7
2.2.	Die spastische Tonuserhöhung	9
2.2.1.	Definition der Spastik	10
2.2.2.	Ursachen und Pathogenese der Spastik	10
2.2.3.	Klinik der Spastik	12
2.2.4.	Messung der Spastik	12
2.2.5.	Therapie der Spastik	12
2.2.6.	Der spastische Spitzfuß– Pes equinus	18
2.3.	Repetitive periphere Magnetstimulation (RPMS)	20
2.3.1.	Geschichte und Anwendungsgebiete der Magnetstimulation	20
2.3.2.	Wirkungsweise der repetitiven peripheren Magnetstimulation	22
3.	Patienten und Methodik	24
3.1.	Patienten	24
3.2.	Methodik	28
3.2.1.	Stimulationsgerät	28
3.2.2.	Messung der Spastik	28
3.2.3.	Messanordnung	32
3.2.4.	Magnetstimulation	33
4.	Statistik und Ergebnisse	34
4.1.	Ausgang der repetitiven peripheren Magnetstimulation	37

4.2.	Abhängigkeit der Ergebnisse der repetitiven peripheren Magnetstimulation von der Art der Spastik	43
4.2.1.	Populationsbeschreibung der Gruppen spinale und cerebrale Spastik	43
4.2.2.	Ergebnisse der RPMS bei Patienten mit cerebraler und spinaler Spastik	45
4.3.	Abhängigkeit der Ergebnisse der RPMS von der Ursache der Spastik (erworbene Spastik vs. infantile Cerebralparesen)	51
4.3.1.	Populationsbeschreibung der Gruppen erworbene Spastik vs. infantile Cerebralparesen	51
4.3.2.	Ergebnisse der RPMS bei Patienten mit erworbener Spastik und mit infantilen Cerebralparesen	53
4.4.	Abhängigkeit der Ergebnisse der RPMS von der Stärke der Spastik	55
4.4.1.	Populationsbeschreibung der Gruppen leichte und mäßige bis schwere Spastik	55
4.4.2.	Ergebnisse der RPMS bei Patienten mit leichter und mäßiger bis schwerer Spastik	59
5.	Diskussion	61
6.	Zusammenfassung	73
7.	Literaturverzeichnis	75
8.	Verzeichnis der Abkürzungen	82

1. Einleitung und Zielstellung

Eine spastische Tonuserhöhung entsteht nach Läsion des ersten motorischen Neurons, also durch eine Schädigung motorischer Bahnen des Gehirns und Rückenmarks. Die Ursachen sind sehr unterschiedlich und umfassen Ischämien, Entzündungen, Tumoren, Fehlbildungen und Traumen. Damit ist die Spastik ein häufiges Symptom. Exakte epidemiologische Zahlen zu Inzidenz und Prävalenz gibt es leider nicht, orientierend wird eine Krankheitshäufigkeit von 250 – 300.000 in Deutschland angenommen. Therapeutische Maßnahmen sind ebenso vielfältig, leider aber meist unbefriedigend. Sie umfassen die medikamentöse Behandlung einschließlich der intrathekalen Anwendung von Baclofen oder des lokalen Einsatzes von Botulinumtoxin, aber auch physio- und ergotherapeutische Anwendungen, physikalische Behandlungen bis hin zu neurochirurgischen bzw. neuroorthopädischen Verfahren.

Als eine weitere, bisher kaum angewandte Therapieoption ist die nicht transkranielle Magnetstimulation zu nennen. Im Gegensatz zur Transkutanen Elektrostimulation (TES) stellt sie eine schmerzfreie Alternative dar. Über die Senkung des spastischen Tonus durch eine repetitive Magnetstimulation spinal bei Patienten mit Multipler Sklerose berichteten erstmals Nielsen et al. 1995 bis 1997 (1,2,3). Als repetitive periphere Magnetstimulation (RPMS) konnten weitere positive Ergebnisse in Studien von Struppler et al., Heldmann et al., Grundmann et al. und Krause et al. in Bezug auf die spastische Tonuserhöhung der oberen als auch der unteren Extremität nachgewiesen werden (4 -11).

Die RPMS zielt auf eine Modulierung der Funktionen neuronaler Mechanismen im ZNS durch eine antidrome Erregung der spinalen Alpha-Motoneuronen und vor allem durch propriozeptive Afferenzen zum Rückenmark und zum Gehirn ab (7).

Untersuchungen von Struppler et al. (4,5,6) an Schlaganfallpatienten zeigten, dass nach magnetisch induzierten Finger- und Handstreckungen die spastische Aktivität in den Beugern deutlich vermindert war und diese Hemmung der Spastik noch nach 72 Stunden nachgewiesen werden konnte. Die Arbeitsgruppe konnte auch zeigen, dass die paretischen Finger schneller und weiter aktiv gestreckt werden konnten und der notwendige Innervationsaufwand geringer war.

Eine weitere Untersuchungsreihe mit RPMS an Schlaganfallpatienten durch Heldmann et al. (8) wies nach, dass die läsionsbedingte Reduzierung der Oberflächensensibilität vermindert werden kann.

Grundmann et al. (9) und Krause et al. (10-13) fanden eine Reduzierung der Spastik der unteren Extremität durch die RPMS von Nervenwurzeln paravertebral bei Patienten nach spinalen Läsionen, die bis 48 Stunden nach Stimulation anhielt.

Die zitierten Studien schlossen jeweils Patienten einer Krankheitsentität ein (Multiple Sklerose, Schlaganfall, traumatische Querschnittlähmung).

Ziel meiner Arbeit war, zu untersuchen, ob die repetitive lumbosacrale Magnetstimulation zu einer Tonussenkung und einer Verbesserung der Funktionalität beim spastischen Spitzfuß verschiedener Genese führt. Es wurden Patienten sowohl mit cerebraler als auch spinaler Spastik einbezogen. Um die Wirkung auf die nicht erworbene Spastik zu untersuchen, habe ich auch Probanden mit einer infantilen Cerebralparese (ICP) eingeschlossen. In einem zweiten Schritt wurde untersucht, ob bestimmte Patientengruppen mehr als andere von der RPMS profitieren. Der cerebral bedingte Spitzfuß wurde dem spinalen und der erworbene dem bei der ICP gegenübergestellt. Zuletzt sollte der Einfluss der Magnetstimulation auf verschiedene Schweregrade der spastischen Tonuserhöhung analysiert werden.

Beurteilt wurde die Wirkung auf die Ausprägung der Spastik und auch auf die Funktionalität. Die untersuchte Behandlung ergänzte eine bereits bestehende Medikation oder physikalische Therapie (z.B. Krankengymnastik).

2. Grundlagen

2.1. Der Muskeltonus

Definiert ist der Muskeltonus als Widerstand des Muskels gegen passive Dehnung. Durch den Tonus der Muskulatur kann der Schwerkraft und anderen Kräften entgegengewirkt und die Haltung stabilisiert werden. Solche andere Kräfte können nicht erwartete äußere Störkräfte oder durch eigene Bewegungen bedingte Kräfte sein.

Der Muskeltonus resultiert aus den mechanischen Eigenschaften des nicht aktivierten Muskels und aus reflektorischen Anteilen (den tonischen und dynamischen Dehnungsreflexen).

Bei isometrischer Muskelarbeit, die der Schwerkraft oder einer Belastung entgegenwirkt, wird das Gleichgewicht durch das ZNS mittels tonischer Reflexaktivität aufrechterhalten. Bei Störeinflüssen, z.B. schneller Bewegung der Gelenke, wirken der Auslenkung zentral und peripher gesteuerte dynamische Dehnungsreflexe zusätzlich entgegen.

Der Dehnungswiderstand eines Muskels hat 3 Komponenten – Elastizität, Viskosität und Massenträgheit.

Die *elastische Komponente* ist der Widerstand, der einer Auslenkung entgegengesetzt wird, er ist lageabhängig und verhält sich ähnlich einer mechanischen Feder. Das Kraft-Widerstands-Verhältnis kann bei kleinen Auslenkungen um einen definierten Punkt als linear angenommen werden (ideale Feder), physiologische Gelenke verhalten sich aber nicht-linear, die elastische Komponente entspricht dem eines Gummibandes.

Den geschwindigkeitsabhängigen Anteil des Dehnungswiderstandes beschreibt die *viskose Komponente*. Dieser steigt proportional zur Geschwindigkeit an, mit der die äußere Kraft einwirkt.

Die *Massenträgheit* beschreibt die beschleunigungsabhängige Komponente des Dehnungswiderstandes und verhält sich proportional zur Winkelbeschleunigung (14).

Über Reflexbögen des ZNS werden die mechanischen Komponenten des Dehnungswiderstandes moduliert. Die Muskelspindeln liefern Informationen über den Dehnungszustand des Muskels und modifizieren so das Innervations- und Reflexmuster. Bei aktiver Muskelkontraktion signalisieren die Muskelspindeln eine höhere Anspannung, was monosynaptisch auf die Alpha- Motoneuronen übertragen wird. Aber auch die Gamma-Neuronen werden aktiviert. Die Sensibilität der Muskelfasern wird erhöht, die tonische und dynamische Reflexaktivität steigt.

Weitere propriozeptive Sensoren sind die Golgiapparate zur Messung der Muskelspannung und freie Nervenendigungen in Gelenken und Bändern für die Tiefensensibilität.

Die den Muskeltonus regelnden Systeme unterliegen auf allen Ebenen modulierenden übergeordneten Einflüssen. Systeme des Hirnstamms sichern die automatische Kontrolle von Haltung und Bewegung, das Kleinhirn und die Stammganglien regeln die Abstimmung und der Assoziationscortex mit dem limbischen System und dem Frontalhirn bilden als höchste Ebene die affektiv-motivationale Komponente.

Nach rascher Bewegung eines Gelenkes ergibt sich folgender Zeitablauf:
In der ersten Phase wird der Muskeltonus von den tonischen Komponenten bestimmt. Erst nach über 20 ms kommt es zur frühen dynamischen Reflexantwort, welche der Dehnung entgegenwirkt. Eine späte dynamische Antwort (als „Long-Loop-Reflex" bezeichnet) tritt nach ca. 45 ms auf. Diese wird bereits über den prämotorischen Kortex vermittelt. Zu bewussten Reaktionen kommt es frühestens nach 100 ms. (15)

2.2. Die spastische Tonuserhöhung

2.2.1. Definition der Spastik

Der Spastik in engerem Sinne liegt eine Muskeltonuserhöhung zugrunde. Eine allgemein anerkannte Definition stammt aus dem Jahr 1980 von Lance: „Die spastische Muskelhypertonie ist der geschwindigkeitsabhängige Widerstand eines Muskels bei seiner Dehnung." Dieser wird auf die Aktivierung tonischer Dehnungsreflexe zurückgeführt. Die Spastik geht mit gesteigerten Muskeleigenreflexen als Ausdruck der Hyperexzitabilität der phasischen Dehnungsreflexe einher (16).
Spastik entsteht nicht nach isolierten Schädigungen der Pyramidenbahn. Es müssen immer andere absteigende Bahnen des sog. extrapyramidalen Systems mitgeschädigt werden, damit es zum typischen spastischen Muskeltonus kommt.

Im weiteren Sinne wird unter spastischer Lähmung ein klinisches Syndrom mit:
- Positivsymptomen: gesteigerte Sehnenreflexe und gesteigerter Muskeltonus, Kloni, Spasmen, Auftreten pathologischer Reflexe, assoziierte Reaktionen und Massenbewegungen
- Negativsymptomen: Parese, Ausfall unwillkürlicher Mitbewegungen, Ungeschicklichkeit, schnelle Ermüdung

verstanden. Die Spastik ist also nur eine Komponente des Syndroms des ersten motorischen Neurons (entspricht dem angloamerikanischen Begriff von „upper motor neuron syndrome" kurz UMN-Syndrom) (17).

Durch eine Schädigung der pyramidalen und extrapyramidalen Bahnen auf verschiedenen Niveaus und durch Läsionen weiterer Hirn- und Rückenmarkareale kann die Symptomatik sehr komplex sein.

2.2.2. Ursachen und Pathogenese der Spastik

Zu einer Schädigung der kortikospinalen Bahnen kann es durch Ischämien, Blutungen, Traumen, Tumoren, Entzündungen, Fehlbildungen, neurodegenerative oder metabolische Erkrankungen kommen. Die Spastik ist ein im höheren Lebensalter zunehmend häufigeres Krankheitszeichen mit einer Prävalenz von 250 – 300.000 in Deutschland. Die infantilen Cerebralparesen sind darunter mit ca. 50.000 vertreten. Allein für spastische Hemiparesen nach Schlaganfällen wird in Deutschland eine Inzidenz von 200 je 100.000 Einwohner angenommen. (18)

Verschiedene Hypothesen werden hinsichtlich der Pathogenese diskutiert, nahezu alle konnten entsprechenden experimentellen Untersuchungen nicht standhalten. Die Erklärung von Sherrington, der die gesteigerte spinale Motorneuronenerregbarkeit als alleinige Folge des Gamma-Systems annahm, ist wenig wahrscheinlich. Die Sprouting-Hypothese (Aussprossung intakter segmentaler Afferenzen mit Besetzung der durch Denervierung frei gewordenen Synapsen der Interneurone und Alpha-Motoneurone) ließ sich tierexperimentell nicht sichern.

Die Imbalance-Hypothese nimmt an, dass Membranveränderungen an den Alpha-Motoneuronen und/oder an den Interneuronen der Spastik zugrunde liegen. Die motorischen Vorderhornzellen zeigen bei Ausfall vorgeschalteter Neurone Veränderungen an ihrer Oberfläche, die auf eine Funktionsstörung der inhibitorischen Eingänge schließen lassen. Folge ist ein Überwiegen exzitatorischer Synapsen, die Erregbarkeit der Motoneurone ist gesteigert.

Noch weiterer Klärungsbedarf besteht in der Bedeutung der beteiligten Neurotransmitter, der Rezeptoren und der synaptischen Plastizität (18).

Der phasische Dehnungsreflex bei Muskeln mit spastischer Tonuserhöhung ist zwar fast immer gesteigert, für die Verlangsamung von Willkürbewegungen von Patienten mit Muskelspastik spielen aber weder gesteigerte Muskeleigenreflexe noch gesteigerte tonische Dehnungsreflexe eine wesentliche Rolle.

Untersuchungen hinsichtlich Reflexaktivität und Muskeltonus haben gezeigt, dass die spastische Tonuserhöhung wesentlich durch sekundäre Veränderungen der Antigravitationsmuskulatur verursacht ist. Nach einer Querschnittlähmung ergaben Untersuchungen von Dietz et al. (19), dass sich während der Entwicklung der Spastik bei Tetraplegikern die F-Wellen-Auslösbarkeit und die Flexor-Reflex-Amplitude nicht verändern. Bei Paraplegikern hingegen wurde eine Flexor-Reflex Abnahme nachgewiesen, und zwar umso deutlicher, je tiefer die Rückenmarkläsion lag. Es wurde gefolgert, dass die Spastik nicht allein auf neuronale Veränderungen im Rückenmark zurückgeführt werden kann, sondern dass sie auf sekundären Veränderungen der Muskelfasern basieren muss. Die Ursache der verminderten Flexorreflexe wird in der Degeneration von Rückenmarkbahnen und neuronalen Schaltkreisen gesehen. Diese sollen gering bei hohen zervikalen und ausgeprägt bei tiefen thorakalen Rückenmarkläsionen sein. Die Hyperreflexie hätte demzufolge ihre Ursache in der verminderten präsynaptischen Hemmung von Gruppe Ia Afferenzen. Diese ist bei spinalen Läsionen stärker ausgeprägt als bei zerebralen, hingegen besteht keine Beziehung zwischen verminderter präsynaptischer Hemmung und Ausprägung der Spastik. Untersuchungen des Muskeltonus und der Reflexaktivität bei Patienten nach Schlaganfall von O'Dwyer et al. 1996 lassen vermuten, dass die Muskelhypertonie durch eine subklinische Muskelkontraktur hervorgerufen wird und die Hyperreflexie keine wesentliche Rolle spielt (20,21). Nach einer zentralen Läsion transformieren die motorischen Einheiten, die Entladungen unterliegen einer verminderten Modulation. Die Anzahl der Sarkomere ist vermindert, dadurch verkürzt sich die Muskellänge, was mit einem verstärkten Muskelwiderstand auf Dehnung verbunden ist.

Chronische Spastik führt zu sekundären Veränderungen: Kontrakturen, Atrophie und Fibrose.

2.2.3. Klinik der Spastik

Spastik spinalen Ursprungs zeigt sich oft durch ein langsames Ansteigen der gesteigerten Erregbarkeit und Hyperaktivität sowohl der Flexoren als auch der Extensoren, während die zerebrale Spastik durch eine rasch einsetzende Hyperaktivität der gegen die Schwerkraft gerichteten Muskulatur gekennzeichnet ist.

Klinisch imponiert Spastik als muskulärer Hypertonus, der bei rascher passiver Dehnung deutlicher wird und der das Bewegungsausmaß einschränkt. In den betroffenen Muskeln können die motorischen Einheiten nur unvollständig rekrutiert und koordiniert werden, was eine Parese mit verminderter selektiver Aktivierung bzw. verlangsamte Bewegungsabläufe und stereotype Bewegungsmuster zur Folge hat. Für therapeutische Strategien entscheidend ist die Trennung von funktioneller (durch erhöhten Muskeltonus) und strukturell bedingter (durch sekundäre Gewebeveränderungen) Muskelverkürzung.

Direkte Folgen der Tonuserhöhung und der einschießenden Spastiken können Schmerzen, Fehlstellungen und später Kontrakturen sein, indirekte sind Immobilisation, gestörter Nachtschlaf mit Tagesmüdigkeit, Ausbildung von Druckulzera, letztendlich eine eingeschränkte Lebensqualität. Auch die Betreuung pflegebedürftiger Patienten kann durch die Spastik erheblich erschwert sein.

2.2.4. Messung der Spastik

Bei der Quantifizierung der Spastik ist zu bedenken:
- dass die Spastik nur ein Symptom des UMN-Syndroms und schwer von den anderen o.g. Symptomen abgrenzbar ist
- und dass die Spastik von vielen äußeren und inneren Faktoren (z.B. Affekt, Emotion, Schlaf, Dekubitus, Schmerz, Infektion, Harnblasenfunktion) abhängig ist.

Die Zahl valider Techniken zur Messung der Spastizität und dem Grad der Beeinträchtigung ist gering.

Aufgrund der beschränkten Möglichkeiten zur Behandlung der Spastik wurden nur wenige Messmethoden entwickelt. Seit der Einführung von Botulinumtoxin in die Spastikbehandlung gibt es jedoch einen enormen Anschub in der Entwicklung neuer Methoden. Für eine zuverlässige und vergleichbare Messung benötigt man eine präzise Definition. Die Messung jedes physikalischen Phänomens ist ohne Definition unmöglich. Dies gilt auch für die Spastik.

Klinische Tests sollen bei Wiederholungen stabil sein. Im klinischen Alltag und in zahlreichen Studien hat sich die modifizierte Ashworth Skala (Tab.1) etabliert, sie ist schnell durchführbar und man kann relativ einfach den Grad der Spastik einstufen (22,23,24). Die Reliabilität ist aber untersucherabhängig.

Grad	Tonus
0	keine Zunahme des Muskeltonus (bei passiver Bewegung)
1	leichte Erhöhung des Muskeltonus, feststellbar durch a) ein Klappmesser-Phänomen („catch and release") oder b) einen minimalen Widerstand am Ende des Bewegungsumfanges
2	leichte Erhöhung des Muskeltonus, feststellbar durch ein Klappmesser-Phänomen und eine minimale Widerstanderhöhung in weniger als der Hälfte des Bewegungsumfangs
3	deutliche Erhöhung des Muskeltonus während des ganzen Bewegungsumfangs, die betroffene(n) Extremität (en) kann (können) aber leicht bewegt werden
4	beträchtliche Zunahme des Muskeltonus, passive Bewegung erschwert
5	betroffene Extremität ist rigide (in Flexion oder Extension)

Tab. 1: modifizierte Ashworth Skala

Leider erfasst die Ashworth Skala nicht den funktionellen Zustand der betroffenen Muskulatur, sondern sie misst vorwiegend passive Widerstände. Auch über die Spasmenhäufigkeit gibt sie keine Auskunft. Für diese Fragestellung ist die Spasmen-Frequenz-Skala geeignet, die die Spasmenanzahl pro Tag in 5 Grade unterteilt.

Eine bessere Reliabilität bieten die Gelenkwinkelmessungen nach der Neutral-Null-Methode, synonym wird der Begriff „Range of Motion" verwendet. Die Messungen werden passiv mit langsamer Geschwindigkeit durchgeführt, die erhobenen Werte bilden hauptsächlich Bewegungseinschränkungen durch kontrakte Muskel- oder Gelenkveränderungen ab. Zur Differenzierung von dynamischen, also durch die spastische Tonuserhöhung bedingten und von fixiert kontrakten Bewegungseinschränkungen wird die Gelenkwinkelmessung nach passiver langsamer Bewegung zusätzlich mit einer maximalen Geschwindigkeit durchgeführt. Dabei wird der Winkel gemessen, bei dem der Widerstand einsetzt („catch"). Dieser Test wird nach dem Erstbeschreiber Tardieu-Test genannt.

Daneben gibt es Skalen, die die Funktionalität der spastischen Muskulatur beschreiben und zur Messung von Therapieerfolgen besser geeignet sind als die bereits genannten passiven klinischen Tests (z.B. die Medical Research Council Skala zur Graduierung der Kraft, die Gross Motor Function Measure zur Beurteilung der motorischen Fähigkeiten orientiert an der Mobilität oder das Assisting Hand Assessment, mit dem man die bimanuellen Fähigkeiten bei spastischer Hemiparese beurteilen kann). Diese Skalen sind zur Beschreibung der motorischen Bewegungsmöglichkeiten der betroffenen Muskelgruppen unabdingbar. Im Falle des spastischen Spitzfußes kann hier der Test der isolierten Dorsalextension des Fußes herangezogen werden (Tab. 3). Die Willküraktivierung der Antagonisten bei Überwindung der spastischen Fußsenker kann geprüft werden.

Neben den beschriebenen klinischen Quantifizierungen der Spastik werden auch elektrophysiologische Parameter herangezogen.
- F-Welle
- H-Reflex
- Dehnungsreflex

Nach der elektrischen Stimulation eines motorischen Nerven kommt es durch eine orthodrome Fortleitung zu einer M (motorischen)-Antwort. Eine **F-Welle** (erstmals von einem **F**ußmuskel abgeleitet) ist eine motorische Spätantwort, die der M-Antwort nach Reizung des entsprechenden Nerven mit einer längeren Latenz folgt und durch eine antidrome Leitung erklärt wird. Im motorischen Vorderhorn des entsprechenden Rückenmarksegmentes kommt es zur Erregung einiger Alpha-Motoneurone, die den Impuls ohne Zwischenschaltung von Synapsen zum Muskel zurückleiten.
Die F-Welle ist variabel in Latenz (2-10ms), Konfiguration (polymorph), ihre Amplitude beträgt nur ca. 5% der M-Antwort, ihre Auslösbarkeit beim N. tibialis beträgt 90-100%. Ursache ist, dass von Reiz zu Reiz verschiedene Alpha-Motoneurone erregt werden. (25,26).
Eine Latenzverlängerung, verminderte Auslösbarkeit und/oder erhöhte Chronodispersion (Streubreite der Latenzen aufeinanderfolgender F-Wellen) findet man bei peripheren Neuropathien. Eine Zunahme der Auslösbarkeit, der Amplitude, sowie eine Latenzverlängerung werden bei psychischer Erregung und bei Vorspannung gefunden. Die gleichen Veränderungen finden sich aber auch bei geringer bis mäßiggradiger Spastik. Ursache ist die höhere Zahl rekrutierter motorischer Einheiten.
Zu entgegengesetzten Befunden kann es bei stark ausgeprägter Spastik kommen (25).

Der **H-Reflex** (Erstbeschreiber war Paul Hoffmann) ist ein elektrisch ausgelöster monosynaptischer Eigenreflex. Die afferente Leitung der elektrischen Stimulation erfolgt über die sensiblen Ia-Fasern des gemischten Nerven von den Muskelspindeln zum Rückenmark via Hinterhorn, nach Umschaltung im motorischen Vorderhorn wird der Impuls über motorische Axone desselben gemischten Nerven zum Muskel geleitet. Er entspricht damit dem Muskeldehnungsreflexbogen.

Im Gegensatz zur F-Welle ist der H-Reflex konstant in der Latenz und Konfiguration. Seine Amplitude beträgt 40-100% der M-Antwort. Er wird bereits bei Reizstärken ausgelöst, die noch zu keiner M-Antwort führen, da die Ia Fasern eine niedrigere Reizschwelle als die motorischen Axone haben. Mit zunehmender Reizintensität wird die Amplitude zunächst größer, nimmt dann aber wieder ab, bei supramaximaler Reizung ist die H-Antwort nicht mehr nachweisbar.

Eine Latenzverlängerung findet man bei peripheren Neuropathien.
Entsprechend einer Reflexbahnung durch psychische Erregung und bei willkürlicher oder unwillkürlicher Vorspannung wird dann eine Zunahme der Amplitude gefunden.
Im Rahmen einer pathologischen Reflexenthemmung ist bei UMN Erkrankungen ebenfalls die H-Reflex Amplitude als Maß der Aktivierung der Motoneuronen erhöht. (26). Eine validere Beurteilbarkeit bietet der Vergleich der maximalen H-Reflex Antwort mit der maximalen M-Antwort, die sog. H/M-Ratio. Diese ist bei der Spastik durchschnittlich größer als bei Gesunden, d.h. der H-Reflex hat im Vergleich zur M-Antwort eine größere Amplitude. Die H-Reflex-Latenz ist im Vergleich zu Gesunden bei der Spastik kürzer (22,29).

Die Eigenreflexe sind bei der Spastik gesteigert, was durch den H-Reflex und die elektrophysiologisch bestimmten Muskeleigenreflexe erfasst werden kann (27,28). Die elektrophysiologische Untersuchung des Dehnungsreflexes (hier: ASR) entspricht hinsichtlich Bewertung der klinischen Reflexprüfung und auch dem schon genannten H-Reflex.
Wegen der starken Variabilität auch schon bei Gesunden sind die Untersuchungsergebnisse mit Vorsicht zu betrachten. Zu Verlaufsbeobachtungen und Kontrollen des Therapieerfolges können sie aber mit herangezogen werden.

Schließlich ist auch eine Bewertung des Therapieerfolges auf den Grad der Spastik durch den Betroffenen selbst möglich, es sei der halbstandardisierte Fragebogen „Funktionelle Veränderung infolge der Behandlung" genannt (30).

2.2.5. Therapie der Spastik

Die Therapieansätze sind vielfältig, die Wirkungen oft unbefriedigend. Entsprechend der Komplexität des UMN Syndroms kommen die geschilderten Therapiekonzepte in unterschiedlicher Wichtung zur Anwendung. In Übersichtsartikeln werden Flussdiagramme zur Therapieentscheidung vorgestellt (18). Die Deutsche Gesellschaft für Neurologie veröffentlicht Leitlinien, zu denen auch die „Spastik: Leitlinie für Diagnostik und Therapie" zählt, zuletzt aktualisiert 2005 (31). Hier wird konstatiert: Trotz fehlender „evidenzbasierter" Studienergebnisse, insbesondere zur Effizienz der verschiedenen physiotherapeutischen Behandlungsverfahren gibt es einen breiten Konsens über den folgenden Stufenplan der Spastiktherapie:

- Physiotherapie
- Medikamentöse Therapie:
    - orale antispastische Therapie
    - Botulinumtoxin-Therapie
    - intrathekale Infusionstherapie mit Baclofen
- Selten angewandte Therapieverfahren (auszugsweise werden hier orthopädisch-chirurgische Eingriffe zur Behandlung von Gelenkkontrakturen durch Sehnenverlängerungen sehr kritisch genannt, ohne Wertung wird die transkutane elektrische Stimulation erwähnt. Als eine neue Methode zur Reduktion des spastischen Muskeltonus wird die repetitive Magnetstimulation von Muskeln (Struppler et al. 1997) oder lumbalen Nervenwurzeln (Krause et al. 2003) vorgestellt. Der Effekt hält bis zu 24 Stunden an und lässt sich auch in der kontralateralen Muskulatur bei ipsilateraler Stimulation von lumbalen Nervenwurzeln nachweisen, was für einen afferenten Einfluss auf das Rückenmark spricht.)

Nach Ausschaltung oder Minimierung spastikprovozierender Faktoren kommen physikalische und physiotherapeutische Maßnahmen zum Einsatz. Sie wirken auf Muskeln und Gelenkfehlstellungen und somit auf die Afferenzen ein, um so eine Reduktion des Muskeltonus zu erreichen.

Die Wirkung der Physiotherapie lässt sich wegen der Nichtvergleichbarkeit der Patienten nicht durch prospektive randomisierte, placebokontrollierte Studien belegen, es gibt nur vergleichende Untersuchungen zwischen physiotherapeutischen Behandlungsmethoden. Ziel der Bobath-Therapie ist die Hemmung von pathologischen Reflexmustern, wobei die Beugespastik an der oberen Extremität und die Streckspastik an der unteren Extremität verhindert werden sollen. Durch Bahnung physiologischer Reflexaktivität sollen noch vorhandene zentrale Bewegungsmuster reaktiviert und solche propriozeptive Reize unterdrückt werden, die motorische Fehlregulationen unterhalten (Vojta-Technik). Als dritte Methode ist die propriozeptive neuromuskuläre Faszillation (PNF) zu nennen, spinale Motoneurone sollen reflektorisch aktiviert werden.

Antispastische Medikamente hemmen die neuronale Fehlschaltung. Baclofen, das am häufigsten eingesetzte Medikament, greift als Agonist am GABA-B-Rezeptor an und hemmt spinale Interneurone über eine postsynaptische Hyperpolarisation. Der Einsatz ist auch intrathekal über Pumpensysteme möglich. Benzodiazepine verstärken die GABAerge zentrale Hemmung. Tizanidin wirkt spinal und supraspinal alpha-2-adrenerg. Dantrolen hemmt die elektromechanische Kopplung im Muskel selbst, indem es die Freisetzung von Kalzium-Ionen aus dem sarkoplasmatischen Retikulum der Muskulatur hemmt. Da Glutamat einer der wesentlichen exzitatorischen Transmitter des ZNS ist und bei der Spastik die vermehrte Stimulation von Glutamatrezeptoren eine Rolle spielt, werden Glutamatantagonisten zur Behandlung eingesetzt. (z.B. Gabapentin, Memantine). (32)

In der fokalen Behandlung werden Lokalanästhetika mit voll reversibler kurzer Wirkung und Botulinumtoxin mit ebenfalls reversibler, aber ca. 3 Monate anhaltender Wirkung eingesetzt. Lokalanästhetika haben ihre Indikation vor allem bei der diagnostischen Klärung (probatorisch vor Botulinumtoxingabe, zur Differenzierung beteiligter Muskeln an der spastischen Fehlstellung, zur Abgrenzung dynamischer von kontrakten Fehlstellungen). Die ersten randomisierten, placebo-kontrollierten Studien zu Botulinumtoxin bei Spastik im Erwachsenenalter erschienen 1996 (Behandlung der Spastik der oberen Extremität durch Injektion von Botulinumtoxin Typ A in die betroffenen Muskeln durch Simpson et al.). Dieses neue Behandlungsprinzip wurde durch weitere kontrollierte Studien bestätigt (Bakheit et al. 2001, Brashear et al. 2002, Burbaud et al. 1996, Hesse et al. 1998, Hesse u. Werner 2003).

Bjornson K et al. haben eine aktuelle Studie (33) über die Wirksamkeit von Botulinumtoxin Typ A bei Kindern mit Cerebralparese veröffentlicht. Bei spastischem Spitzfuß erhielten die Kinder entweder Placebo oder Botulinumtoxin Typ A Injektionen in die Wadenmuskeln beidseits. Unter der Therapie mit Botulinumtoxin kam es statistisch zu signifikanten Besserungen der Spastiksymptome.

Die Wirkung beruht auf einer Blockade der neuromuskulären Synapse. Die Verschmelzung der Acetylcholin-Vesikel mit der präsynaptischen Membran wird verhindert und so die Acetylcholinausschüttung in den synaptischen Spalt blockiert. In der Behandlung der fokalen Spastik ist Botulinumtoxin fest etabliert.

Orthesen, Gipsverbände etc. sollen Fehlstellungen vermeiden oder ausgleichen, operative Maßnahmen am muskuloskeletalen System sollen sie korrigieren. Letztere Maßnahmen kommen nur bei chronischer Spastik und dann vor allem im Kindesalter in Frage.

2.2.6. Der spastische Spitzfuß – Pes equinus

Der Spitzfuß ist die häufigste spastische Fehlstellung der unteren Extremität. Die Zehen sind flektiert. Beteiligte Muskeln sind der M. gastrocnemius, M. soleus und alle langen Zehenflexoren. Durch eine Mitbeteiligung des M. tibialis posterior et anterior kann eine Supinationsfehlstellung hinzukommen – es entsteht der Pes equinovarus, der spastische Klumpfuß. Bei einer Spastik im M. extensor hallucis longus kann eine Dauerextension der Großzehe bestehen.

Der spastische Spitzfuß hat eine reduzierte Standfläche, die Standstabilität ist deutlich reduziert, verstärkt wegen der begleitenden Kloni. Das Bein muss in der Spielbeinphase vermehrt flektiert oder zirkumduziert werden, in der Standbeinphase wird kompensatorisch das Kniegelenk hyperextendiert, was langfristig zu sekundären Beschwerden führt.
Beim spastischen Pes equinovarus besteht beim Liegen und Sitzen eine Druckbelastung der lateralen Fußseite, es resultieren Hautveränderungen und Kallusbildungen. Beim Gehen wird nur der laterale Vorfuß aufgesetzt, es drohen Sturz, Distorsion und Subluxation.

Klinische Tests beim spastischen Spitzfuß sind (34):
- die modifizierte Ashworth Skala
- der Tardieu Test (prüft die muskuläre Verkürzung/Tonuserhöhung im M. triceps surae)
- die selektive Fußbewegung

Die Durchführung der Tests wird im Kapitel Methodik erläutert.

Von den elektrophysiologischen Messungen kann die F-Welle bei Reizung des N. tibialis, der H-Reflex des M. soleus und der Achilles-Sehnen-Reflex herangezogen werden.

2.3. Repetitive periphere Magnetstimulation (RPMS)

2.3.1. Geschichte und Anwendungsgebiete der Magnetstimulation

Die Magnetstimulation als diagnostisches Verfahren zur Untersuchung zentral motorischer Bahnen ist seit langem etabliert. Barker und Mitarbeiter zeigten 1985, dass durch die transkranielle Magnetstimulation eine nichtinvasive gezielte Reizung von Hirnarealen möglich ist (35). Einzelreizstimulatoren erzeugen Magnetfelder von 1 bis 2,5 Tesla in einer Rund- oder Schmetterlingsspule, diese induzieren bei transkranieller Anwendung ein elektrisches Feld im darunter liegenden Kortex, welches die Neuronen depolarisiert. Seit 1987 sind Stimulationsgeräte verfügbar, die Reizserien bis 0,5 Hz abgeben können, seit 1993 stehen „rapid rate" Magnetstimulatoren zur Verfügung, hiermit sind Reizserien bis zu 50 Hz möglich. Die repetitive transkranielle Magnetstimulation (RTMS) wird seitdem zunehmend zur Erforschung komplexer Hirnfunktionen bei gesunden Probanden angewandt. Anders als bei anderen Aktivierungsverfahren lässt sich die Methode mit funktioneller cerebraler Bildgebung (beispielsweise PET, EEG, funktionellem MRT) kombinieren (36,37).

Bei der RTMS werden exzitatorische und inhibitorische Neuronen aktiviert, je nach Reizfrequenz kommt es zu einer „long term depression" oder „long term potention" synaptischer Aktivität. Niedrige Impulsraten von bis zu 1 Hz hemmen, höhere dagegen bahnen die kortikale Erregbarkeit. Im Tierexperiment und durch PET-Untersuchungen am Menschen konnten auch neurobiologische Effekte nachgewiesen werden. Es handelt sich dabei um Veränderungen in Neurotransmittersystemen wie z.B. dem Dopaminsystem. So konnte die Arbeitsgruppe Keck et al. nach frontaler Reizung mit 20 Hz eine vermehrte Ausschüttung von Dopamin nachweisen (38). Auch Änderungen in der Konzentration neurotropher Faktoren und in der Genexpression spielen eine Rolle. Es gibt Hinweise, dass die RTMS eine über Stunden anhaltende Veränderung in der Effizienz der synaptischen Übertragung im stimulierten Cortexareal induzieren kann. Die RTMS Wirkung ist abhängig von Frequenz, Dauer, Intensität und Ort der Stimulation. Letztlich sind aber die ausgelösten neurophysiologischen Mechanismen nur ansatzweise geklärt.

Die repetitive transkranielle Magnetstimulation als Therapieverfahren hat zuerst ihren Einzug in der Psychiatrie gefunden. Depressionen können mit Reizfrequenzen um 20 Hz über dem präfrontalen Cortex positiv beeinflusst werden. An mehreren deutschen Universitätskliniken werden derzeit Studien auch zum Einsatz der RTMS als Alternative zur Elektrokrampftherapie bei schwerstkranken depressiven Patienten durchgeführt. Auch beim

Schreibkrampf, Stottern und ADHS wird die RTMS eingesetzt. Interessant ist auch die Beobachtung an gesunden Probanden, dass eine 10 minütige niederfrequente RTMS über der Parietalregion zur Verbesserung der räumlichen Aufmerksamkeit für ipsilaterale visuelle Stimuli führt (39).

Das Risiko für das Auftreten epileptischer Anfälle durch die repetitive Stimulation cortikaler Areale erhöht sich mit der Intensität und Frequenz. 1996 wurden in einem internationalen Konsensus Sicherheitsrichtlinien vereinbart, seit Beachtung dieser Regeln wurden keine epileptischen Anfälle mehr beobachtet (40).

Das Verfahren hat in jüngster Zeit sogar Einzug in die Epileptologie gehalten, bei niederfrequenter RTMS wird die „long term depression" zur Therapie von Anfällen genutzt, das kortikale Erregungsniveau sinkt. Eine Einzelfallstudie berichtete über eine Anfallsreduktion bei einem Patienten mit fokaler Dysplasie (41). Eine noch nicht abgeschlossene umfangreiche, plazebokontrollierte, einfach-blinde Multizenterstudie in Deutschland wird nähere Schlüsse über den Einsatz der RTMS bei der Epilepsie erlauben. Eine Zwischenanalyse (42,43) spricht dafür, dass eine RTMS mit 0,3 Hz die Anfallshäufigkeit senken kann.

Weitere Indikationsgebiete sind extrapyramidale Bewegungsstörungen, insbesondere der Morbus Parkinson, chronische Schmerzen, motorische Störungen, Aphasie und Neglect (44 - 47). Eine jüngste Multicenterstudie an 17 cerebralparetischen Kindern von Angela Valle et al. (48) erbrachte eine Senkung des spastischen Muskeltonus bei repetitiver Stimulation des primär motorischen Cortex mit einer Stimulationsfrequenz von 5 Hz, nicht aber bei 1 Hz. Centonze et al. (49) veröffentlichen ähnliche Ergebnisse bei Patienten mit einer Spastik der unteren Extremitäten infolge einer Multiplen Sklerose. Sie untersuchten ebenfalls den Effekt einer 1 Hz und 5 Hz Stimulation. Eine signifikante Spastikreduktion wurde durch eine 2 wöchige Behandlungsperiode mit 5 Hz erreicht, die klinischen Verbesserungen überdauerten bis zu 7 Tagen nach Ende der Stimulation.

Insgesamt aber waren die Verbesserungen einzelner Symptome meist nur kurzdauernd und wenig ausgeprägt, zudem sprachen die Patienten sehr unterschiedlich an. Eine aktuelle Bestandsaufnahme von den Möglichkeiten der RTMS zeigen Pötter et al. auf (50), publizierte Studien werden kritisch analysiert und es wird deutlich, dass die Effekte der RTMS allenfalls ansatzweise erforscht sind.

Als spinale repetitive Reizung findet die Magnetstimulation seit ca. 1995 ihre klinische experimentelle Anwendung und wurde bei Patienten mit einer Multiplen Sklerose zur Spastikreduktion eingesetzt (1-3).

Der Einsatz im Bereich des peripheren Nervensystems ist ein noch sehr junges Forschungsgebiet. Im Gegensatz zu den zunehmenden Studien und Veröffentlichungen im Bereich der transkraniellen RMS die Datenlage bei der peripheren Stimulation sehr dünn. Wenige Arbeitsgruppen sind an den bisher publizierten Ergebnissen beteiligt, vor allem zu nennen ist hier Forschungsgruppe Sensomotorik an der Klinik für Psychiatrie und Psychotherapie der Technischen Universität München mit Prof. Dr. (em.) A. Struppler und Mitarbeiter und in den letzten Jahren Drs. Ph. Krause und A. Straube aus der Klinik für Neurologie, ebenfalls an der Universität München.

Effekte wurden sowohl bei Reizung des peripheren Nerven, der Nervenwurzeln oder des Muskels gefunden, sie bestehen sowohl in einer Senkung der spastischen Tonuserhöhung als auch in einer verbesserten Willkürmotorik und Sensorik der zentral gelähmten Bereiche (4-7, 10-12). Ein weiteres Anwendungsgebiet der RPMS ist die gestörte Darmfunktion bei Querschnittgelähmten, wo erste Ergebnisse nach sacraler Wurzelstimulation vorliegen (52).

Nachdem sich beim Schreibkrampf durch die niederfrequente RTMS eine therapeutische Wirksamkeit bestätigte (53), wurde bei dieser Indikation jetzt auch die hochfrequente periphere Anwendung in Höhe der versorgenden Nervenwurzel untersucht. Auch hier zeigen sich positive Ergebnisse im Schriftbild (54).

2.3.2. Wirkungsweise der repetitiven peripheren Magnetstimulation

Bei der Magnetstimulation wird im neuronalen Gewebe ein starkes, zeitlich schnell veränderliches Magnetfeld erzeugt, welches einen elektrischen Stromfluss induziert. Bei ausreichender Intensität werden die Nervenfasern depolarisiert. Vorrangig werden dicke, markhaltige und damit schnell leitende Nervenfasern stimuliert. (55,56). Diese führen keine Schmerzafferenzen, weshalb die Methode schmerzfrei ist und mit höheren Intensitäten und längerer Dauer stimuliert werden kann. Damit eine tetanische Kontraktion entsteht, muss mit einer hohen Frequenz (mindestens über 15 Hz) stimuliert werden. Für die Größe und Verteilung des induzierten elektrischen Feldes ist neben dem Spulentyp und der Stimulationsintensität auch die Gewebestruktur, welche die Nervenfaser umgibt, von entscheidender Bedeutung.

Durch Kostimulation von niederschwellig reagierenden afferenten Nervenfasern innerhalb von gemischten Nerven kommt es zu einem sensorischen Einstrom in das ZNS. Kunesch et al. (57) konnten zeigen, dass durch die Stimulation peripherer Nerven SEP's ausgelöst werden können. Durch die RPMS wird also ein propriozeptiver Zustrom zum ZNS ausgelöst, sowohl durch die induzierten Muskelkontraktionen als auch durch direkte Stimulation afferenter Nervenfasern, denn SEP's lassen sich auch bei RPMS ableiten, wenn die Muskeln durch Succinylcholin relaxiert wurden (58). Zusätzlich wird eine antidrome Aktivierung der Alpha-Motoneurone erzeugt.

Die RPMS hat auch Einfluss auf das vegetative Nervensystem, was anhand der Latenzen und Amplituden sympathischer Hautantworten gezeigt werden konnte (59). Auch hier wird diskutiert, dass nicht die dünnen unmyelinisierten Axone des Sympathikus aktiviert werden, sondern dass die veränderte Hautantwort durch stärkere Aktivierung sensorischer Afferenzen zustande kommt.

Zusammenfassend wird bei einer repetitiven Stimulation paravertebral die gemischte sensomotorische Nervenwurzel depolarisiert. Die RPMS induziert vor allem im entsprechenden Myotom eine unvollkommene tetanische Muskelkontraktion, die einen Rückstrom von propriozeptiven Informationen über sensorische Nervenfasern in das ZNS auslöst und zu einer antidromen Erregung von spinalen Alpha-Motoneuronen führt. Gleichzeitig werden aber auch sensorische Nervenfasern direkt aktiviert.
Vor allem dem propriozeptiven sensorischen Zustrom zum ZNS wird über modulierende Einflüsse eine tonussenkende Wirksamkeit zugesprochen.

Zur Senkung des spastischen Muskeltonus mittels der RPMS scheint es vor allem auf die Stimulusintensität und weniger auf die –frequenz anzukommen, wie Untersuchungen von Nielsen et al. und Krause et al. gezeigt haben (3,13).

3. Patienten und Methodik

3.1. Patienten

Eingeschlossen in die Untersuchungsreihe wurden Patienten mit sowohl cerebral als auch spinal bedingtem spastischen Spitzfuß . Klinisch musste auf der Ashworth Skala (Tab. 1) mindestens der Punktwert 1 erreicht werden. Es wurden Probanden mit erworbenen Läsionen des ersten motorischen Neurons und auch solche mit einer infantilen Cerebralparese einbezogen. Hinsichtlich des Alters der Untersuchten und der Dauer der Spastik wurden keine Ober- oder Untergrenzen vorgegeben.

Ausschlusskriterien wurden wegen der Therapiemethode formuliert und waren:
- Herzschrittmacher
- implantierte Metallteile im Bereich der Stimulation
- Instabilität der Wirbelsäule
- Ventrikelshuntsystem mit einem Ventilsystem, welches magnetisierbar ist
- Cochleaimplantate

Untersucht wurden 56 Patienten mit einem spastischen Spitzfuß. 3 Untersuchte brachen die Studie ab, sie wurden nicht in der Auswertung geführt:
- bei 1 Probandin fehlen wegen vorzeitiger Entlassung die Ergebnisse der Untersuchung nach 7 Tagen.
- 2 brachen wegen schmerzhafter Empfindungen bei den elektrophysiologischen Messungen die Studie ab.

Bei 3 Patienten konnten die elektrophysiologischen Untersuchungsergebnisse nicht in die Auswertung einbezogen werden:
- 2 lehnten diese Untersuchungstechnik ab
- bei einem Patienten gelang aufgrund einer Adipositas per magna keine Erhebung dieser Daten.

Die anderen Daten wurden vollständig über den gesamten Beobachtungszeitraum erhoben, die Probanden wurden deshalb mitgeführt.

Die 53 Untersuchten (Tab. 2) im Alter von 1 bis 31 Jahren (im Mittel 13,81) schlossen

17 weibliche (32%) und 36 männliche (68%) Patienten mit einer spastischen Tonuserhöhung unterschiedlicher Ursache ein (Abb.3.1.).

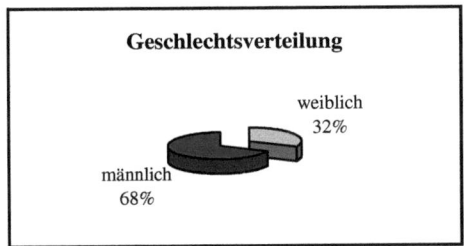

Abb. 3.1. Darstellung der Geschlechtsverteilung in der Gesamtbehandlungsgruppe

Durchschnittlich bestand die spastische Tonuserhöhung 81 Monate. Bei den infantilen Cerebralparesen wurde das Alter der Patienten der Dauer der Schädigung gleichgesetzt (im Mittel 125,5 Monate). Die anderen Patienten wurden der Gruppe der erworbenen Spastik zugeordnet. Bei den 14 Patienten mit erworbenen Läsionen des Cerebrums lag die Schädigung 3 bis 57 Monate (im Mittel: 19,1 Monate) zurück, bei den 9 Patienten mit Rückenmarkläsion 3 bis 170 Monate (im Mittel: 33,4 Monate).

Bei 38 Patienten (72%) war die spastische Tonuserhöhung beidseitig, bei 15 (28%) bestand eine spastische Hemiparese (Abb. 3.2.).

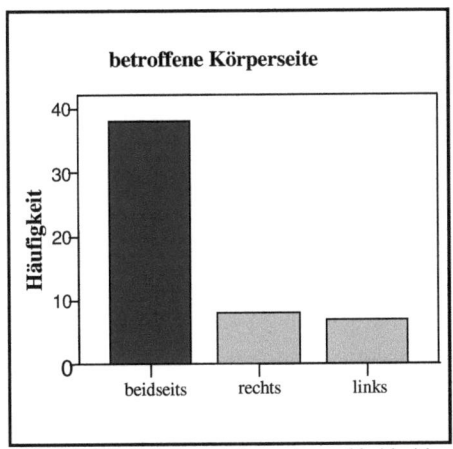

Abb. 3.2. Häufigkeitsverteilung ein- und beidseitige Spastik

Bei 60% der Untersuchten bestand vor der Behandlung eine leichte Spastik (definiert als Tonuserhöhung auf der Ashworth Skala mit Grad 1-2), bei den übrigen 40% eine schwere Spastik (Ashworth Skala Grad 3-5)

	N	Mittelwert	SD	Median	Minimum	Maximum
Alter in Jahren	53	13,81	7,166	15,00	1	31
Körpergröße in cm	53	150,04	30,851	162,00	84	190
Spastikdauer in Monaten	53	81,06	73,391	57,00	3	253
Ashworth Skala vor Behandlung rechts	46	2,50	0,960	2,00	1	5
Ashworth Skala vor Behandlung links	45	2,42	0,988	2,00	1	5

Tab. 2: Populationsbeschreibung der Gesamtbehandlungsgruppe

Cerebraler Genese war die Spastik in 44 Fällen (30 infantile Cerebralparesen, 10 Schädel-Hirn-Traumen, je eine cerebrale Blutung, Subarachnoidalblutung, Hypoxie nach Ertrinkungsunfall, Hirntumor), in 9 Fällen war die Spastik spinalen Ursprungs (5 traumatische Querschnittlähmungen, 2 spinale Ischämien, 1 hereditäre spastische Spinalparalyse = HSSP, 1 iatrogene Querschnittlähmung postoperativ) (Abb. 3.3.a-c.).

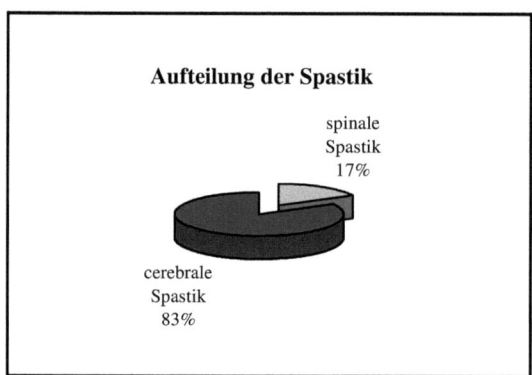

Abb. 3.3.a. Verhältnis von cerebraler zu spinaler Spastik in der Gesamtgruppe

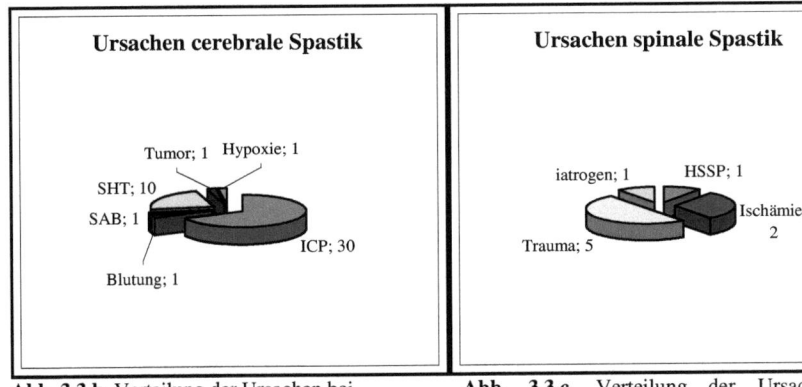

Abb. 3.3.b. Verteilung der Ursachen bei cerebraler Spastik

Abb. 3.3.c. Verteilung der Ursachen bei spinaler Spastik

Untersucht wurde der Einfluss der peripheren repetitiven Magnetstimulation auf den spastischen Spitzfuß.
Dabei sollte die untersuchte Behandlung eine bereits bestehende Medikation oder physikalische Therapie (z.B. Krankengymnastik) ergänzen, 14 Tage vor und während des Beobachtungszeitraumes wurde keine Veränderung am sonstigen Behandlungskonzept vorgenommen.

Der Muskeltonus ist von der Vigilanz und vom psychischen und physischen Erregungszustand abhängig. Daher wurden die Untersuchungen und Behandlungen während der Mittagsruhe in einem Raum ohne störende Außenreize durchgeführt. Die Probanden wurden in Rückenlage untersucht, die Magnetstimulation fand hingegen in Bauchlage statt. Soweit es bei dem Altersspektrum möglich war, versuchten die Probanden sich bei der Untersuchungsreihe zu entspannen.

Alle Patienten bzw. deren Sorgeberechtigte wurden eingehend über den Ablauf der Untersuchungsreihe und Risiken informiert und unterzeichneten eine Einverständniserklärung zur Studie und zur Datenerhebung. Die Ethik-Kommission der Landesärztekammer Brandenburg hat über die Studie am 19. März 2004 beraten und keine grundlegenden ethischen Bedenken geäußert. Sie bewerteten zustimmend.

3.2. Methodik

3.2.1. Stimulationsgerät

Zur repetitiven Magnetstimulation wurde der Twin Top for MagLite-r25 und zwei baugleiche Therapierundspulen MCF-125 mit einem Durchmesser von 140 mm und einer Dicke von 40 mm der Firma Medtronic (Skovlunde, Dänemark) eingesetzt. Durch Verwendung zweier Spulen konnte die Messreihe ohne Unterbrechung wegen Überhitzung der Spulen durchgeführt werden.

Es werden biphasische Strompulsformen abgegeben, in der Spule fließt der Strom der initialen Flanke des biphasischen Strompulses von anterior nach posterior auf den Spulengriff zu. Nach dem Induktionsgesetz führt das sich verändernde Magnetfeld zur Induktion eines elektrischen Feldes in stromleitenden Geweben. Die Stärke dieses Feldes, und somit die Wirkung der repetitiven Magnetstimulation fällt mit der Entfernung von der Spule exponentiell ab.

Zur Bestimmung der motorischen Schwelle und den Messungen der F-Welle, des H-Reflexes und des Sehnenreflexes wurde der Keypoint 4c der Firma Medtronic eingesetzt. Beide Medizinprodukte weisen durch die CE Kennzeichnung eine Übereinstimmung mit der EC Richtlinie 93/42/EWG über medizinische Geräte auf.

3.2.2. Messung der Spastik

Die spastische Tonuserhöhung wurde zu 5 Zeitpunkten evaluiert.
- direkt vor Stimulation
- direkt nach Stimulation
- nach einem Tag
- nach 2 Tagen
- nach 7 Tagen

klinische Beurteilung

Durch immer den gleichen Untersucher fand eine Beurteilung der spastischen Tonuserhöhung nach folgenden Parametern statt:
- Einstufung der Spastik nach **modifizierter Ashworth Skala**
- Tardieu-Test als **Triceps surae – Catch**: Bewegungsmessung (entsprechend der Neutral-0-Durchgangsmessmethode) der maximalen passiven Dorsalextension im oberen Sprunggelenk in 90° Knieflexion nach langsamer und schneller passiver Bewegungsausführung (letztere wurde dokumentiert), der Patient befand sich dazu in Rückenlage, Hüft- und Kniegelenk waren rechtwinklig gebeugt, auf der Gegenseite gestreckt, der Test kann zwischen muskulärer Verkürzung bzw. Muskeltonuserhöhung im M. triceps surae (auch dynamischer Spitzfuß genannt) und einem kontrakt fixierten Spitzfuß differenzieren. Der dynamische Spitzfuß zeigt bei langsamer Bewegungsausführung einen nahezu uneingeschränkten Bewegungsumfang.
- **Isolierte willkürliche Dorsalextension** im oberen Sprunggelenk nach einer Skala von 1 bis 4 (Tab.3) – da das Bewegungsausmaß im Langsitz mit flektierten Kniegelenken größer ist, wurde in Rückenlage bei in Hüft- und Kniegelenken gestreckten Beinen getestet. Überprüft werden bei diesem Test die motorischen Fähigkeiten der Antagonisten des spastischen Spitzfußes, die erst bei Überwindung der spastischen Tonuserhöhung aktiviert werden können.

Grad	Bewertung
0	Keine aktive Bewegung
1	Überwiegende Aktivität des M. hallucis longus und des M. extensor digitorum longus
2	Aktivität des M. hallucis longus mit begleitender Aktivität des M. tibialis anterior
3	Dorsalextension (M. tibialis anterior) des Fußes mit begleitender Knie- und/oder Hüftflexion
4	Isolierte selektive Dorsalextension des Fußes

Tab. 3: Test der isolierten Dorsalextension des Fußes

Die elektrophysiologischen Messungen erfolgten ebenfalls durch immer den gleichen Untersucher in folgender Abfolge:
- F-Welle (Latenz in ms und Amplitude in µV)
- H-Reflex (Latenz in ms und H/M Ratio)
- Dehnungsreflex ASR (Latenz in ms, Amplitude in µV)

F-Wellen Bestimmung

Gereizt wurde mit folgenden Parametern:
- Reizort: N. tibialis am Malleolus medialis, Kathode proximal, Oberflächenelektroden
- Ableitort: mit Oberflächenelektroden vom M. abductor hallucis, Kathode über der Endplattenregion
- Reizstärke: supramaximal
- Reizdauer: 0,1 ms
- Filtereinstellung: 10Hz – 10 kHz
- Kippgeschwindigkeit: 10ms/D
- Verstärkung: 0,5 mV/D
- Stimulusanzahl: 20
- Stimulationsfrequenz: 1 Hz

Bestimmt wurde die minimale Latenz zwischen Stimulus und Beginn der F-Welle und die maximale Amplitude. (eine Mittelwertbildung wurde nicht vorgenommen, da es durch die Variabilität der F-Wellen in Latenz und Konfiguration zu Auslöschungsphänomenen kommen kann).

H-Reflex Bestimmung

Gereizt wurde mit folgenden Parametern:
- Reizort: N. tibialis mit Oberflächenelektroden in der Poplitea, Kathode proximal
- Ableitort: mit Oberflächenelektrode vom M. soleus, kaudal zwischen den Köpfen des M. gastrocnemius, indifferente Elektrode über der Achillissehne
- Reizstärke: von 0 langsam ansteigend bis supramaximal
- Reizdauer: 0,5 ms
- Filtereinstellung: 10Hz – 10 kHz
- Kippgeschwindigkeit: 10ms/D
- Verstärkung: 0,5 mV/D
- Stimulusanzahl: variabel
- Stimulationsfrequenz: 0,5 Hz

Bestimmt wurde die Latenz zwischen Stimulus und Beginn des H-Reflexes und die H/M-Ratio (Amplitudenverhältnis zwischen maximaler H-Reflex und M-Antwort).

elektrophysiologische Untersuchung des ASR
- Reizort: Achillessehne
- Ableitort: wie beim H-Reflex
- Reizauslösung: manuell vom Untersucher mit einem Reflexhammer mit piezokeramischem Element, dieser wird an das EMG Gerät angeschlossen, beim Auftreffen auf die Achillessehne wird der Kipp des Kathodenstrahloszillographen ausgelöst.
- Stimulusanzahl: 3

Bestimmt wurde die Latenz zwischen Stimulus und Beginn Reflexantwort, sowie die maximale Amplitude.

Selbsteinschätzung des Patienten

Anhand eines halbstandardisierten Fragebogens schätzte der Patient selbst / bzw. seine Betreuungsperson das Ergebnis der Stimulation zu den o.g. Zeitpunkten (außer direkt vor der Stimulation) ein. Zur Beurteilung des Behandlungsergebnisses wurde der Zustand vor der Untersuchung mit dem Level „0" (kein Effekt) bewertet. (Tab. 4)

Punktwert	Funktionelle Veränderungen
-4	erhebliche Verschlechterung hinsichtlich Ausprägung (der Spastik) und Funktion (der Fußheber)
-3	mäßige Verschlechterung hinsichtlich Ausprägung und daraus resultierende mäßige funktionelle Verschlechterung
-2	mäßige Verschlechterung hinsichtlich Ausprägung jedoch keine funktionelle Veränderung
-1	geringe Verschlechterung hinsichtlich Ausprägung jedoch keine funktionelle Veränderung
0	kein Effekt
+1	Geringe Verbesserung hinsichtlich Ausprägung jedoch keine funktionelle Veränderung
+2	mäßige Verbesserung hinsichtlich Ausprägung jedoch keine funktionelle Verbesserung
+3	mäßige Verbesserung hinsichtlich Ausprägung und daraus resultierende mäßige funktionelle Verbesserung
+4	deutliche Verbesserung hinsichtlich Ausprägung und Funktion

Tab. 4: Funktionelle Veränderung der Spastik infolge der Behandlung (hier: mittels Magnetstimulation)

3.2.3. Messanordnung

Zur Untersuchung des Muskeltonus nach der Ashworth Skala und des Tardieu -Testes befand sich der Proband entspannt in Rückenlage. Kleinkinder wurden von einer Begleitperson (zumeist der Mutter) abgelenkt, um einen Entspannungszustand zu erreichen. Der Untersucher nahm die oben beschriebenen Tests und Messungen vor, während eine Assistenzperson auf der Gegenseite den Probanden so fixierte, dass die Ausgangsstellungen gesichert und Ausweichbewegungen verhindert wurden. Zur isolierten Fußhebung wurde der Proband aufgefordert, ggf. wurde die Bewegung demonstriert.

Alle elektrophysiologischen Messungen (F-Welle, H-Reflex und Achillessehnendehnungsreflex) erfolgten in Bauchlage der Untersuchten. Die Füße wurden mit einer Rolle unterlagert, so dass eine leichte Beugung (ca. 120°) im Knie vorlag. Ebenso wurden durch Lagerungsmaterialien Muskelverkürzungen der Hüftbeuger ausgeglichen. Die Reiz- und Ableitpunkte wurden mit einem wasserfesten Stift markiert, um über alle Messzeiten die gleichen Messpunkte zu sichern. Latenzen sind abhängig von der Temperatur, deshalb erfolgte vor den Untersuchungen eine Messung der Hauttemperatur und bei Werten unter 34°C eine Erwärmung.

3.2.4. Magnetstimulation

Die optimale Spulenpositionierung paravertebral über der Nervenwurzel S1 wurde mittels MEP-Antworten, entsprechend der größten Amplitude, bestimmt und markiert. Dann wurde die motorische Schwelle ermittelt. Da die Amplitude von der Vorspannung des Muskels abhängt, wurde eine willkürliche Anspannung vermieden. Als motorische Schwelle wird die minimale Reizstärke definiert, die im entspannten Muskel ausreicht, um in mindestens 50% der Durchläufe ein kleines MEP (>50µV) zu erzeugen. Die RPMS wurde mit 1,2-facher motorischer Muskelerregungsschwelle durchgeführt. Die Magnetspule wurde dabei parallel zur Hautoberfläche aufgelegt und mittels Gerätearm fixiert. Die Stimulationsfrequenz lag bei 20 Hz. Es wurden 10 Stimulationsserien à 10 Sekunden appliziert, zwischen den Serien wurde Pausen von 20 Sekunden eingehalten. Es wurden auch bei seitenbetonter oder einseitiger Spastik beide sacralen Nervenwurzeln stimuliert.

Die Reizparameter wurden in Anlehnung an die Untersuchungsreihe von Phillip Krause und seiner Arbeitsgruppe bei Patienten nach spinalen Traumen gewählt (11,12).

Die behandelten Patienten bemerkten während der Stimulation eine Erwärmung und Vibration im Bereich des stimulierten Areals, es wurde eine Anspannung des Beines angegeben, ohne dass diese näher lokalisiert werden konnte.

4. Statistik und Ergebnisse

Die Auswertung der Ergebnisse erfolgte unter Anwendung statistischer Verfahren (Wilcoxon Test, Mann-Whitney-Test). Die Berechnungen erfolgten mit dem Programm „Statistical Package for the Social Sciences", Version 15 (SPSS Inc., Illinois, Chicago, USA).
Bei der Betrachtung der Gesamtpatientengruppe sollte beurteilt werden, ob sich klinische und elektrophysiologische Parameter durch die repetitive Magnetstimulation signifikant ändern. Dazu wurden die jeweiligen Mittelwerte der verbundenen Stichproben (dieselben Individuen vor und zu bestimmten Zeitpunkten nach der Behandlung) verglichen (Wilcoxon Test wegen fehlender Normalverteilung). Dann erfolgte eine Unterteilung in jeweils 2 Subgruppen (unabhängige Stichproben derselben Grundgesamtheit). Nach der Lokalisation der Läsion des ersten motorischen Neurons wurde eine Unterteilung in spinale und cerebrale Spastik vorgenommen. Des Weiteren wurden die Patienten mit erworbenen Läsionen denen mit infantiler Cerebralparese gegenübergestellt. Zuletzt wurde eine Trennung nach der Spastikstärke in eine gering ausgeprägte und eine mäßig bis schwere Spastik vorgenommen. Analysiert wurde, ob sich die Behandlungsergebnisse zwischen den Populationen unterscheiden (Mann-Whitney-Test).

Alle Daten werden als Mittelwert ± Standardabweichung (SD), sowie Median und Range (Minimum und Maximum) angegeben. Das Signifikanzniveau wurde mit $p< 0.05$ festgelegt (sofern nicht anders angegeben). Die p-Werte werden ohne Bonferroni Korrektur präsentiert.
In den Abbildungen zur Veranschaulichung der Ergebnisse werden vorrangig Boxplots verwendet, welche die Verteilung einer metrischen Variablen beschreiben und eine leichte Identifizierung von Ausreißern und extremen Werten ermöglichen. In einem Boxplot werden alle Werte der Fünf-Punkte-Zusammenfassung (Minimum, erstes Quartil, Median, drittes Quartil und Maximum) angezeigt. Die Box repräsentiert den Bereich der Werte zwischen dem 25%- und dem 75%-Perzentil. Der Median, also das 50%-Perzentil, wird durch den schwarzen Strich innerhalb der Box dargestellt. Die horizontal verlaufenden Striche über und unter der Box kennzeichnen den größten und den kleinsten nicht extremen Wert. Bei Ausreißern (mit ° gekennzeichnet) liegt der Abstand zum 25% bzw. 75%-Perzentil zwischen dem 1,5fachen und 3fachen der Boxhöhe, bei extremen Werten (*) über dem 3fachen der Boxhöhe. Kreis- und Balkendiagramme werden zur Darstellung der nichtmetrischen Variablen verwendet.

4.1. Ausgang der repetitiven peripheren Magnetstimulation

Die repetitive periphere Magnetstimulation verlief bei allen Probanden schmerzlos. Unangenehme bis schmerzhafte Empfindungen äußersten hingegen fast alle Untersuchten bei den elektrophysiologischen Messungen, 2 brachen aus diesem Grunde die Studie ab und wurden nicht in die Auswertung einbezogen, 2 weitere lehnten die elektrophysiologischen Untersuchungen ab Tag 2 ab, die sonstigen Befunde konnten aber erhoben werden (siehe auch Bemerkungen unter 3.1.). Nicht bei allen Patienten gelang eine H-Reflex Auslösung bzw. eine F-Wellen Generierung. Nur wenn diese beim jeweiligen Probanden über die gesamte Beobachtungszeit reproduzierbar waren, flossen die Ergebnisse in die Auswertung ein.

Über die klinische Evaluierung der Spastik mit der modifizierten Ashworth Skala konnte eine deutliche (im Mittel um knapp einen Punktwert) und bis eine Woche anhaltende Reduktion der Muskeltonuserhöhung (mit $p = 0,000$) nach der RPMS gemessen werden (Abb. 4.1.a-c). Beim rechten Spitzfuß wurde vor der Behandlung eine Spastik von Grad $2,50 \pm 0,96$ auf der MAS befundet. Nach der RPMS wurde eine Gradminderung um $0,89 \pm 0,53$, nach einem Tag um $0,96 \pm 0,76$, nach 2 Tagen um $0,89 \pm 0,67$ und nach einer Woche um $0,80 \pm 0,75$ festgestellt. Auf der linken Körperseite bestand eine Spastik von Grad $2,42 \pm 0,99$ auf der MAS. Es war nachfolgend eine Reduktion um folgende Grade zu verzeichnen: $0,84 \pm 0,60$ nach der Stimulation, $0,73 \pm 0,72$ nach einem und zwei Tagen und $0,64 \pm 0,61$ eine Woche nach RPMS. Nur bei einem Probanden kam es zu einer Zunahme der Spastik um einen Grad einen Tag nach der Behandlung, maximal wurde eine Reduktion um 3 Grad erreicht (Tab.5a und b).

Ashworth Skala rechts	N	Mittelwert	SD	Median	Minimum	Maximum
vor Behandlung	46	2,50	0,960	2,00	1	5
nach Beh.	46	1,61	1,022	1,00	0	5
1d nach Beh.	46	1,54	1,026	1,00	0	4
2d nach Beh.	46	1,61	1,043	1,00	0	4
1Wo nach Beh.	46	1,70	1,093	1,00	0	4

Tab. 5a: Spastikstärke rechts vor und im Verlauf nach der RPMS

Ashworth Skala links	N	Mittelwert	SD	Median	Minimum	Maximum
vor Behandlung	45	2,42	0,988	2,00	1	5
nach Beh.	45	1,58	1,055	1,00	0	3
1d nach Beh.	45	1,69	1,104	1,00	0	4
2d nach Beh.	45	1,69	1,104	1,00	0	4
1Wo nach Beh.	45	1,78	0,974	2,00	0	4

Tab. 5b: Spastikstärke links vor und im Verlauf nach der RPMS

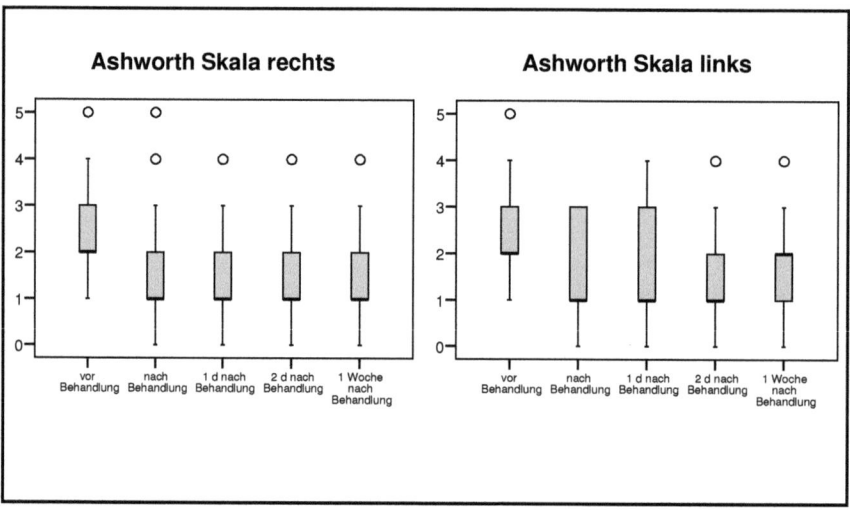

Abb. 4.1.a. Spastikstärke auf der modifizierten Ashworth Skala vor und im Verlauf nach der RPMS

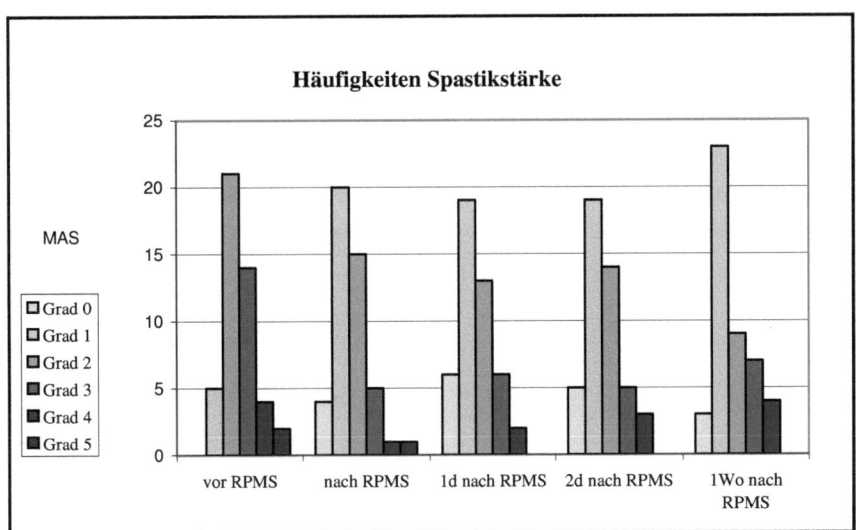

Abb. 4.1.b. Häufigkeitsverteilung der Spastikstärke rechts (nach MAS) vor und im Verlauf nach der RPMS

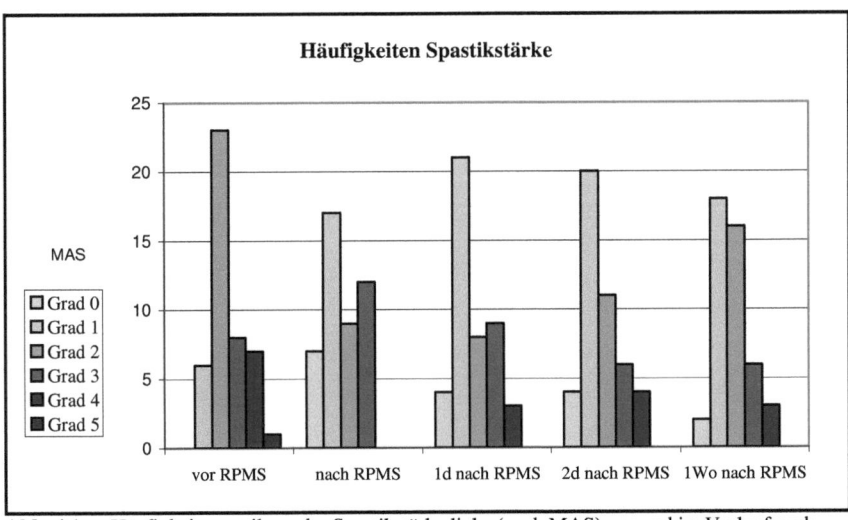

Abb. 4.1.c. Häufigkeitsverteilung der Spastikstärke links (nach MAS) vor und im Verlauf nach der RPMS

Ebenso signifikant waren die Ergebnisse der anderen klinischen Tests (der Triceps surae – Catch (mit p= 0,000 über alle Vergleichspunkte) und die isolierte willkürliche Dorsalextension im oberen Sprunggelenk (mit p<0,005)). Vor der Stimulation erreichten die Patienten bei schneller passiver Dorsalextension im oberen Sprunggelenk im Mittel die Null-Stellung (exakter Mittelwert 1,63 ± 11, 2 Grad über 0-Stellung rechts und 0,22 ± 11,8

Grad unter 0-Stellung links). Im Triceps surae catch wurde nach der RPMS im Mittel eine Erweiterung der Dorsalextension im oberen Sprunggelenk um 5-7 Grad erreicht (im Mittel rechts um 5,0 ± 5,7 und links um 6,9 ± 6,9 Grad). Dieser Effekt hielt bis zum Tag 2 nach Stimulation an. Auch die Ergebnisse nach 1 Woche waren noch signifikant unterschiedlich zum Untersuchungszeitpunkt vor der Behandlung, im Mittel wurde noch eine Erweiterung der Dorsalextension im oberen Sprunggelenk rechts um 4,2 ± 6,5 und links um 4,9 ± 6,4 Grad gemessen (Abb.4.2.).

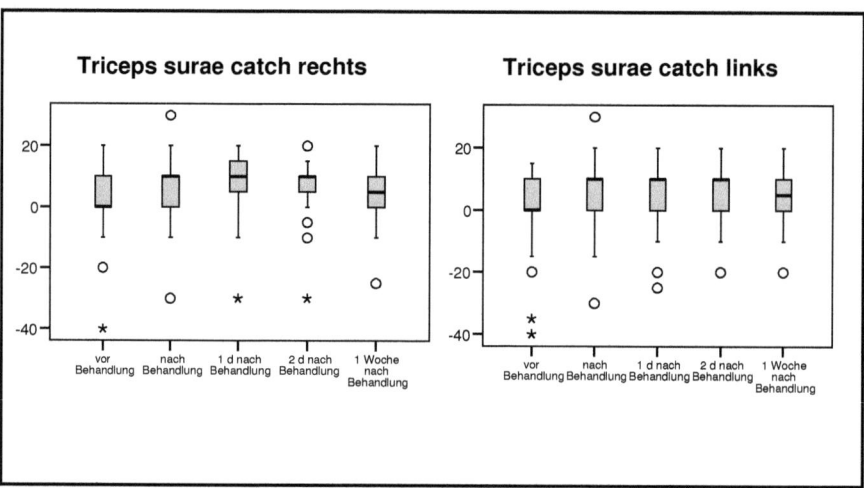

Abb. 4.2. Bewegungsausmaß (in Grad) bei schneller Dorsalextension im oberen Sprunggelenk vor und im Verlauf nach der RPMS

Bei der Prüfung der funktionellen Auswirkung durch die Magnetstimulation mittels isolierter willkürlicher Dorsalextension im oberen Sprunggelenk konnte im Mittel eine Verbesserung in der Skala um 0,3 ± 0,6 Grad ermittelt werden, die direkt nach der Behandlung und konstant über den gesamten Beobachtungszeitraum gemessen wurde (Abb. 4.3., Tab. 6a -d).

Vor der Magnetstimulation wurde beim Test den spastischen Spitzfuß im oberen Sprunggelenk zu heben (isolierte Dorsalextension) im Mittel der Grad 2,1 ± 1,5 erreicht (entspricht einer Aktivität des M. hallucis longus mit begleitender Aktivität des M. tibialis anterior). Nach der RPMS und über den gesamten Beobachtungszeitpunkt anhaltend wurde im Mittel eine Dorsalextension des Fußes mit begleitender Knie- und/oder Hüftflexion (Grad 2,5 ± 1,5) möglich.

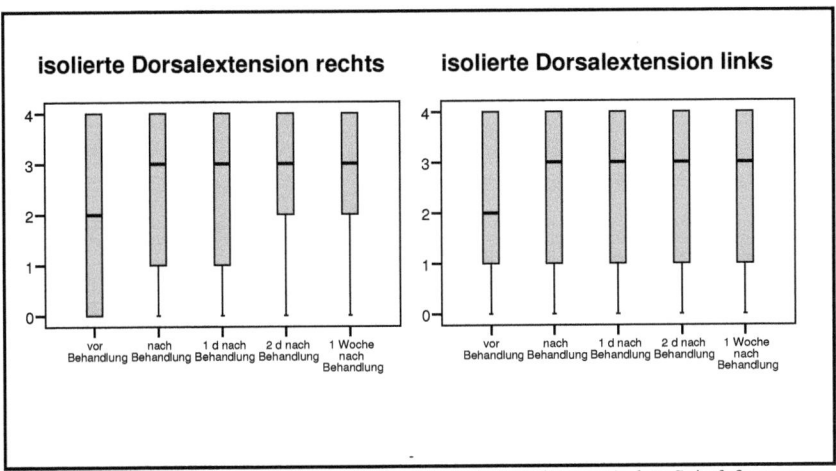

Abb. 4.3. Funktionalität (Grad der isolierten Dorsalextension) des spastischen Spitzfußes vor und im Verlauf nach der RPMS

Isolierte Dorsalextension rechts	N	Mittelwert	SD	Median	Minimum	Maximum
vor Behandlung	46	2,15	1,591	2,00	0	4
nach Beh.	46	2,48	1,574	3,00	0	4
1d nach Beh.	46	2,52	1,560	3,00	0	4
2d nach Beh.	46	2,52	1,574	3,00	0	4
1Wo nach Beh.	46	2,54	1,545	3,00	0	4

Tab. 6a: Grad der isolierten Dorsalextension des spastischen Spitzfußes rechts vor und im Verlauf nach der RPMS

Isolierte Dorsalextension links	N	Mittelwert	SD	Median	Minimum	Maximum
vor Behandlung	45	2,18	1,512	2,00	0	4
nach Beh.	45	2,40	1,572	3,00	0	4
1d nach Beh.	45	2,49	1,632	3,00	0	4
2d nach Beh.	45	2,49	1,561	3,00	0	4
1Wo nach Beh.	45	2,47	1,546	3,00	0	4

Tab. 6b: Grad der isolierten Dorsalextension des spastischen Spitzfußes links vor und im Verlauf nach der RPMS

Grad der isolierten Dorsalextension des Fußes	vor Behandlung	direkt nach Behandlung	1d nach Behandlung	2d nach Behandlung	1 Woche n. Behandlung
0	12	10	10	11	10
1	4	2	2	0	1
2	9	8	5	6	6
3	7	8	12	12	12
4	14	18	17	17	17

Tab. 6c: Anzahl der rechtsseitig behandelten Patienten mit gleicher Funktionalität vor und im Verlauf nach der RPMS

Grad der isolierten Dorsalextension des Fußes	vor Behandlung	direkt nach Behandlung	1d nach Behandlung	2d nach Behandlung	1 Woche n. Behandlung
0	10	10	10	10	10
1	5	3	4	2	2
2	9	7	4	5	5
3	9	9	8	12	13
4	12	16	19	16	15

Tab. 6d: Anzahl der linksseitig behandelten Patienten mit gleicher Funktionalität vor und im Verlauf nach der RPMS

Nur ein Proband gab bei der Selbsteinschätzung einen Tag nach der Stimulation eine geringe Verschlechterung hinsichtlich Ausprägung der Spastik und nachfolgend eine anhaltende mäßige Verschlechterung ohne funktionelle Veränderung an, alle anderen Probanden bewerteten die Behandlung nicht negativ. Ungefähr ein Drittel bemerkte keinen Effekt, die übrigen dokumentierten eine geringe bis mäßige Reduktion der Spastik zum Teil mit einer Verbesserung der Funktionalität. Auch hier waren die Ergebnisse über die gesamte Beobachtungszeit signifikant (mit $p < 0,005$). Im Mittel wurde eine Verbesserung nach der Stimulation um ca. $1,5 \pm 1,4$ Punkte in der Skala der Selbsteinschätzung angegeben (geringe Verbesserung hinsichtlich Ausprägung, jedoch keine funktionelle Veränderung). Der höchste Effekt wurde im Mittel am Tag 2 nach der Behandlung vermerkt (mäßige Verbesserung hinsichtlich Ausprägung, jedoch keine funktionelle Verbesserung). Nach einer Woche wurde noch eine Verbesserung um $1,1 \pm 1,2$ Punktwerte dokumentiert (Tabelle 7 und Abb. 4.4.).

Differenz Funktionelle Veränderung	N	Mittelwert	SD	Median	Minimum	Maximum
vor Beh. und nach Beh.	53	1,472	1,381	1,000	0,00	3,00
vor Beh. und 1d nach Beh.	53	1,585	1,393	2,000	-1,00	3,00
vor Beh. und 2d nach Beh.	53	1,660	1,300	2,000	-2,00	3,00
vor Beh. und 1Wo n. Beh.	53	1,132	1,194	1,000	-2,00	3,00

Tab. 7: Selbstbeurteilung nach einer Punkteskala (Tabelle 4) im Verlauf nach der Magnetstimulation

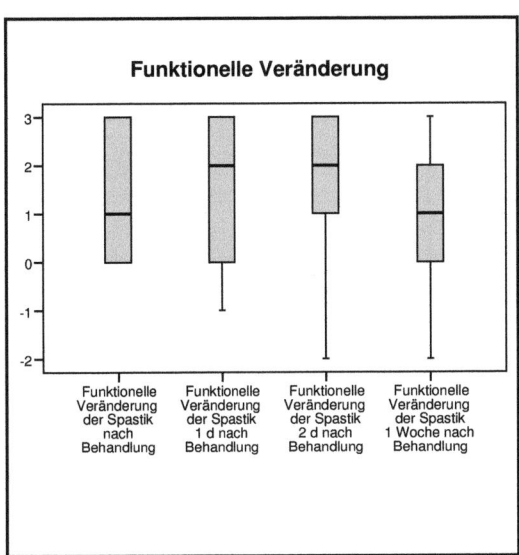

Abb. 4.4. Selbsteinschätzung der Patienten nach Punktwerten lt. Tabelle 4 im Verlauf nach der RPMS

Keinerlei signifikante Veränderungen ergaben sich bei den elektrophysiologischen Untersuchungen (F-Wellen Amplitude, H-Reflex Latenz, H/M-Ratio und ASR Latenz und Amplitude). Lediglich bei der F-Wellen Latenz ließ sich eine Differenz mit einer Signifikanz von $p<0,05$ nach der Behandlung feststellen (exakte Signifikanz rechts mit $p=0,01$ und links mit 0,04). Die F-Wellen Latenz verlängerte sich direkt nach der Behandlung im Mittel um $0,48 \pm 1,22$ ms rechts und $0,29 \pm 1,28$ ms links. Bei den folgenden Messpunkten war eine Abnahme der F-Wellen Latenz zum Ausgangswert und nach einer Woche wieder eine Verlängerung festzustellen. Diese Differenzen waren nicht mehr signifikant (Tab. 8, Abb. 4.5.).

Differenz F-Wellen Latenz	rechts			links		
	N	Mittelwert	SD	N	Mittelwert	SD
vor Beh. und nach Beh.	42	0,481	1,220	40	0,292	1,285
vor Beh. und 1d nach Beh.	42	-0,207	2,210	40	-0,515	2,459
vor Beh. und 2d nach Beh.	42	-0,897	3,372	40	-0,612	2,552
vor Beh. und 1Wo n. Beh.	42	0,447	2,180	40	0,037	2,386

Tab. 8: Differenz der F-Wellen Latenz (in ms) im Verlauf nach der Magnetstimulation

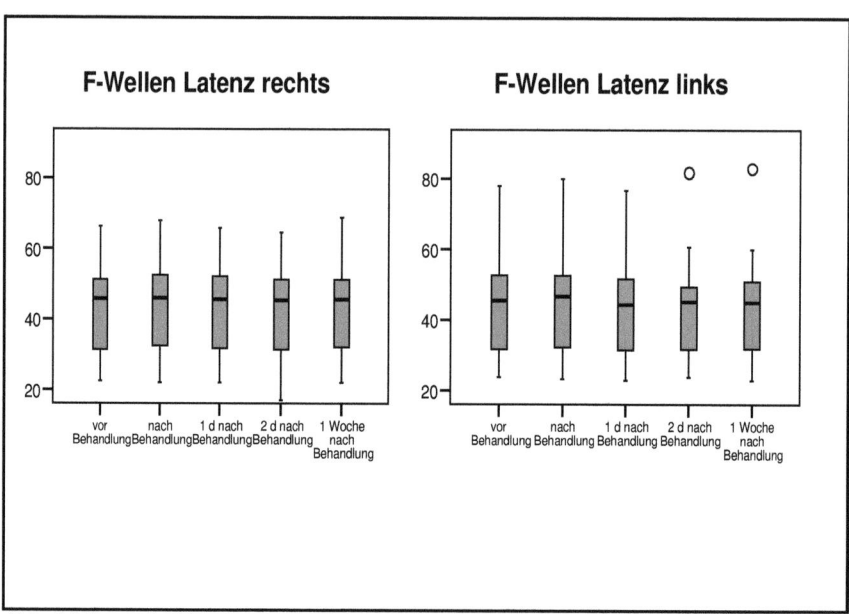

Abb. 4.5. Dauer der F-Wellen Latenz (in ms) vor und im Verlauf nach der RPMS

Nach Analyse der Ergebnisse der Gesamtgruppe sollte festgestellt werden, ob bestimmte Patientengruppen mehr als andere von der repetitiven Magnetstimulation profitieren. Es wurde sowohl der Einfluss der Art der Spastik als auch der Schwere auf die Ergebnisse der RPMS untersucht. Auch eine Differenzierung zwischen erworbener spastischer Tonuserhöhung durch Traumen oder Erkrankungen und den infantilen Cerebralparesen wurde vorgenommen.

4.2. Abhängigkeit der Ergebnisse der repetitiven peripheren Magnetstimulation von der Art der Spastik

4.2.1. Populationsbeschreibung der Gruppen spinale und cerebrale Spastik

Die Probandengruppe mit spinaler Spastik (n=9) war gegenüber der mit cerebraler Genese unterrepräsentiert (n=44). In der Gruppe der spinalen Spastik befanden sich 7 männliche Probanden (77,8%) und 2 weibliche (22,2%). Bei cerebraler Genese waren es 29 männliche (65,9%) gegenüber 15 weiblichen (34,1%) Untersuchten. Auch die Zusammensetzung hinsichtlich Alter und Dauer der Spastik war signifikant mit p=0,005 abweichend. Dennoch sollen diese Gruppen getrennt dargestellt werden (Tab. 9, Abb. 4.6. und 4.7.). Eine Aufschlüsselung auch nach der Ätiologie gelang aufgrund der geringen Fallzahlen einiger Ursachengruppen nicht.

Spastikgenese		N	Mittelwert	SD	Median	Minimum	Maximum
spinal	Alter in Jahren	9	18,89	2,619	20	15	22
	Körpergröße in cm	9	174,89	8,753	175	158	187
	Spastikdauer in Monaten	9	33,44	52,657	15	3	170
cerebral	Alter in Jahren	44	12,77	7,370	14	1	31
	Körpergröße in cm	44	144,95	31,322	149	84	190
	Spastikdauer in Monaten	44	90,80	73,663	69	3	253

Tab.9: Alter, Körpergröße und Spastikdauer bei den Patienten nach Art der Spastik getrennt

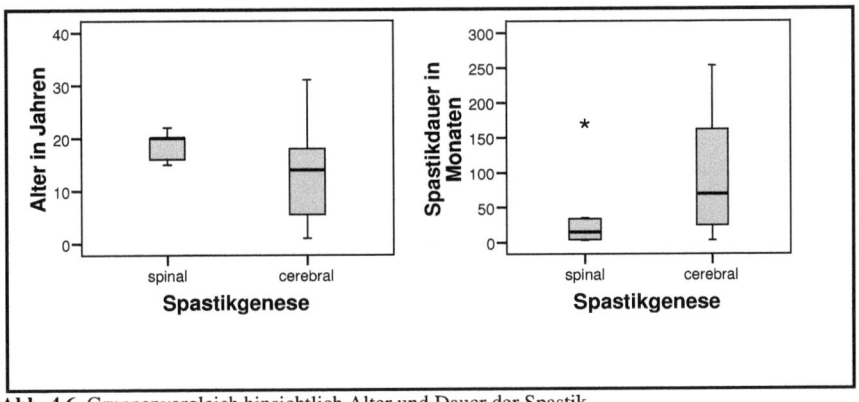

Abb. 4.6. Gruppenvergleich hinsichtlich Alter und Dauer der Spastik

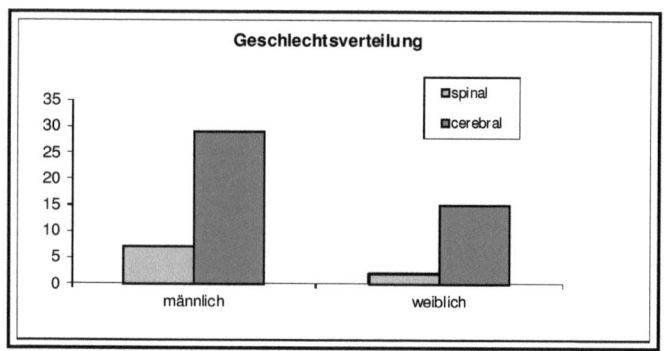

Abb. 4.7. Gruppenvergleich hinsichtlich Geschlechtsverteilung

In Bezug auf die Schwere der Spastik vor Behandlung waren beide Gruppen vergleichbar (Abb. 4.8.). Im Mittel bestand eine leichte Erhöhung des Muskeltonus, feststellbar durch ein Klappmesser-Phänomen und eine minimale Widerstanderhöhung in weniger als der Hälfte des Bewegungsumfangs (spinal rechts 2,38 (SD:0,32) und links 2,75 (SD:0,41); cerebral bds. 2,3 (SD:0,15) auf der modifizierten Ashworth Skala).

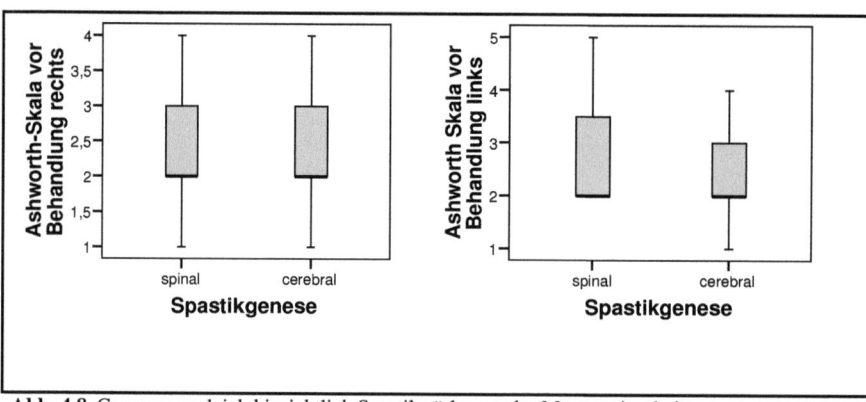

Abb. 4.8. Gruppenvergleich hinsichtlich Spastikstärke vor der Magnetstimulation

4.2.2. Ergebnisse der RPMS bei Patienten mit cerebraler und spinaler Spastik

Die RPMS bewirkte bei den Patienten mit cerebraler Spastik eine Verbesserung der Aktivierung der Antagonisten des spastischen Spitzfußes und somit eine bessere Fußhebung (auf der Skala lt. Tabelle 3 im Mittel um 0,39 ± 0,72 Grad rechts und 0,28 ± 0,57 Grad links). Nach einem Tag war eine nochmalige Verbesserung (um ca. 0,45 ± 0,64 Grad rechts und 0,39 ± 0,69 Grad links) messbar, die auch eine Woche nach der Magnetstimulation noch andauerte. Bei den Patienten mit spinaler Genese hingegen ergaben sich keine Veränderungen (Abb. 4.9. und Tabelle 10).

Von den Patienten mit spinaler Spastik (n=9) hatten 5 ein komplettes sensomotorisches Querschnittsyndrom cervikal oder thorakal, so dass hier kein Effekt auf Willkürbewegungen im untersuchten Myotom erreicht werden konnte. Weiteren drei Probanden gelang vor der Behandlung eine isolierte Fußextension. Eine Besserung auf der Gradskala war somit bei dieser Gruppe nur bei einem Probanden möglich. Eine Signifikanz wurde in diesem Test zwischen spinaler und cerebraler Spastik dennoch nicht erreicht.

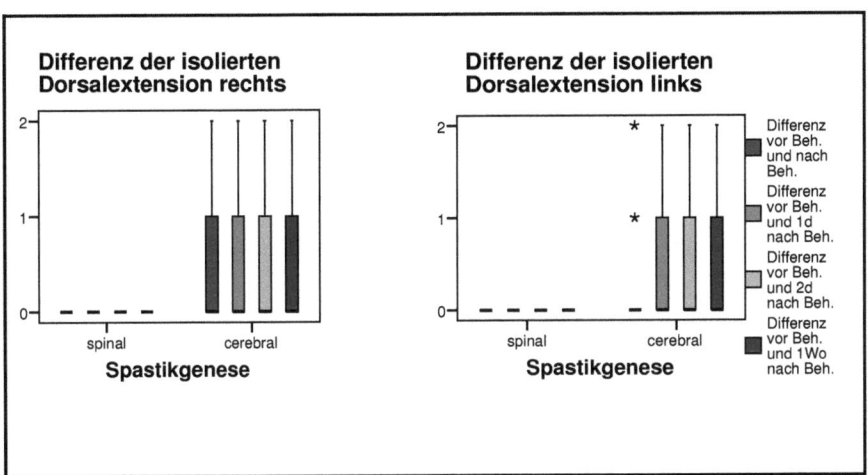

Abb. 4.9. Gruppenvergleich hinsichtlich Funktionalität des spastischen Spitzfußes im Verlauf nach der RPMS

Differenz der isolierten Dorsalextension	cerebral	Mittelwert	SD	Median	Minimum	Maximum
vor Beh. und nach Beh.	rechts	0,395	0,718	0,000	0,00	2,00
	links	0,278	0,566	0,000	0,00	2,00
vor und 1d nach Beh.	rechts	0,447	0,645	0,000	0,00	2,00
	links	0,389	0,688	0,000	0,00	3,00
vor und 2d nach Beh.	rechts	0,447	0,724	0,000	0,00	3,00
	links	0,389	0,599	0,000	0,00	2,00
vor und 1Wo nach Beh.	rechts	0,474	0,762	0,000	0,00	3,00
	links	0,361	0,542	0,000	0,00	2,00

Tab. 10: Funktionalität (Grad der isolierten Dorsalextension des Fußes) vor und im Verlauf nach der RPMS

Hinsichtlich des Einflusses der RPMS auf die Schwere der Spastik (Ashworth Skala) und auf die Messgröße „Triceps surae catch" gab es keine signifikanten Unterschiede zwischen beiden Gruppen (Abb. 4.10.).

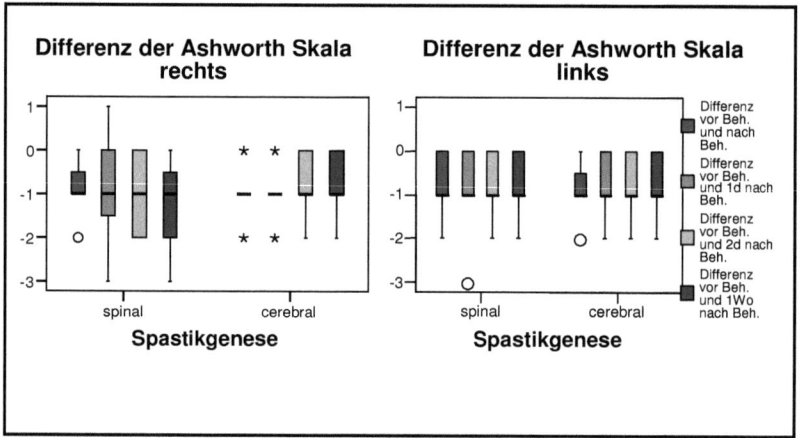

Abb. 4.10. Gruppenvergleich hinsichtlich Spastikstärke im Verlauf nach der RPMS

Ebenso verhielt es sich bei den Ergebnissen auf der Skala der Selbsteinschätzung (Tabelle 4). Die Patienten mit spinaler Spastik dokumentierten eine Verbesserung im Mittel um 1,55 ± 1,51 Punkte, die über zwei Tage anhielt. Nach 1 Woche wurde noch eine Verbesserung um einen Punktwert ± 1,1 vermerkt. Die Probanden mit einer cerebralen Spastik gaben ebenfalls einen positiven Effekt der RPMS an. Der Punktwert auf der Bewertungsskala erhöhte sich im Mittel nach der Behandlung um 1,45 ± 1,37 Punkte, was an den Tagen eins und zwei nach der RPMS noch etwas zunahm.

Eine Woche nach RPMS hatte auch diese Gruppe noch eine Verbesserung um 1,16 ± 1,22 Punkte dokumentiert. Diese Feststellungen konnten schon bei Betrachtung der Gesamtgruppe gemacht werden, einen signifikanten Unterschied zwischen der spinalen und der cerebralen Spastik gab es nicht (Tab.11, Abb. 4.11.)

Differenz Funktionelle Veränderung	Spastikgenese	Mittelwert	SD	Median	Minimum	Maximum
vor Beh. und nach Beh.	spinal	1,555	1,509	2,000	0,00	3,00
	cerebral	1,454	1,372	1,000	0,00	3,00
vor Beh. und 1d nach Beh.	spinal	1,555	1,333	2,000	0,00	3,00
	cerebral	1,591	1,419	2,000	-1,00	3,00
vor Beh. und 2d nach Beh.	spinal	1,555	1,130	2,000	0,00	3,00
	cerebral	1,682	1,343	2,000	-2,00	3,00
vor Beh. und 1Wo nach Beh.	spinal	1,000	1,118	1,000	0,00	3,00
	cerebral	1,159	1,219	1,000	-2,00	3,00

Tab. 11: Selbstbeurteilung (nach Punkten lt. Tabelle 4) im Verlauf nach der Magnetstimulation

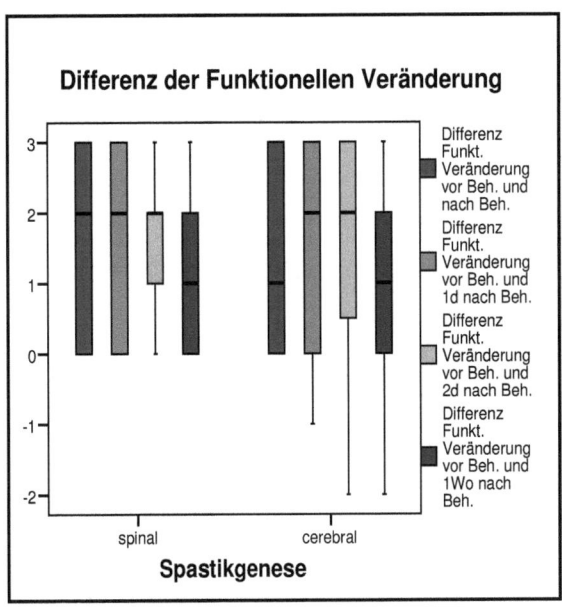

Abb. 4.11. Selbsteinschätzung der Patientengruppen im Verlauf nach der RPMS (nach Tabelle 4)

Die RPMS bewirkte bei den Patienten mit cerebraler Spastik wie oben erwähnt eine Verbesserung der Aktivierung der Antagonisten des spastischen Spitzfußes und somit eine bessere Fußhebung. (Abb. 4.12.a und b).

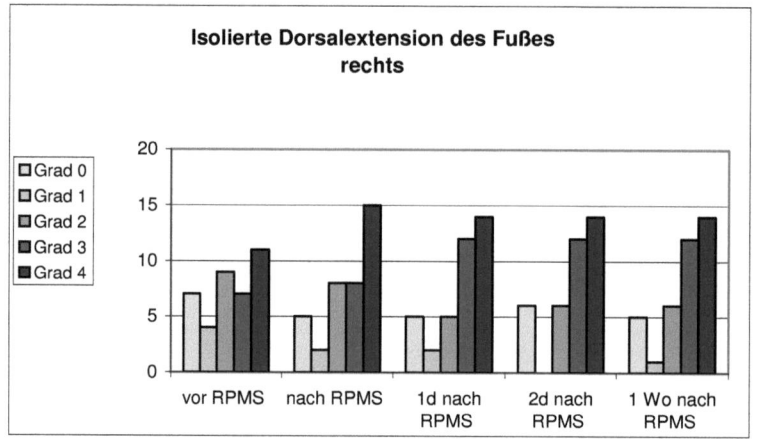

Abb. 4.12.a. Anzahl der Patienten mit cerebraler Spastik gleicher Funktionalität vor und im Verlauf nach der RPMS: behandelte Seite rechts

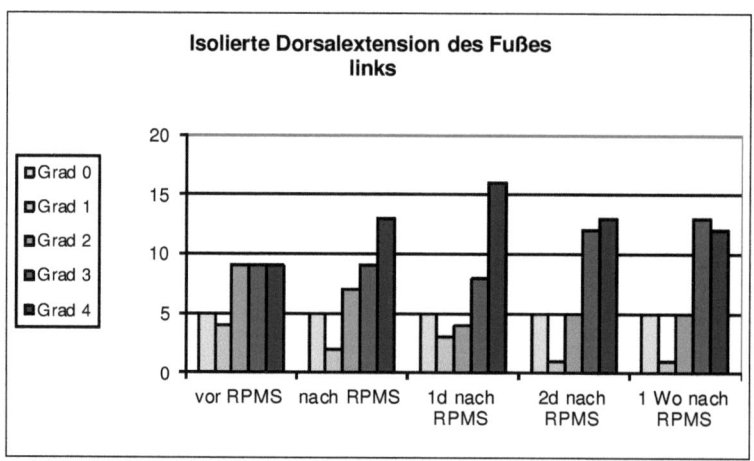

Abb. 4.12.b. Anzahl der Patienten mit cerebraler Spastik gleicher Funktionalität vor und im Verlauf nach der RPMS: behandelte Seite links

Bei den elektrophysiologischen Untersuchungen fielen signifikante Differenzen (mit p<0,05) der ASR Latenzen zwischen den Gruppen auf. Diese waren jedoch nur bei der Betrachtung einer behandelten Seite (links) über den ganzen Beobachtungszeitraum signifikant verschieden, auf der Gegenseite nur zu den Untersuchungszeitpunkten direkt nach und 2 Tage nach der Behandlung (mit p=0,025 bzw. 0,015). Die Variation war deutlich bei der spinalen Gruppe, hier war im Vergleich zur cerebralen Spastik eine Latenzverlängerung (nach der Behandlung im Mittel um ca. 2,2 ms (SD: 4 bis 5)) zu beobachten. Dies ging bei der Betrachtung der Gesamtgruppe durch die geringe Fallzahl der spinalen Läsionen unter (Abb. 4.13. und Tab.12a und b). Erwähnt werden muss auch, dass die ASR-Latenzen vor der Behandlung zwischen beiden Gruppen signifikant unterschiedlich waren (p<0,05). Sie waren bei den spinalen Läsionen um ca. 6 ms länger. (Mittelwerte der ASR-Latenzen: bei spinalen Läsionen rechts 30,54 ± 4,34 ms, links 30,15 ± 3,23 ms; bei der cerebralen Spastik rechts 23,81 ± 7,54 ms, links 24,1 ± 8,14 ms).

Die anderen Messgrößen (F-Wellen Latenz und –Amplitude, H-Reflex Latenz, H/M-Ratio und ASR-Amplitude) zeigten keine Gruppenunterschiede.

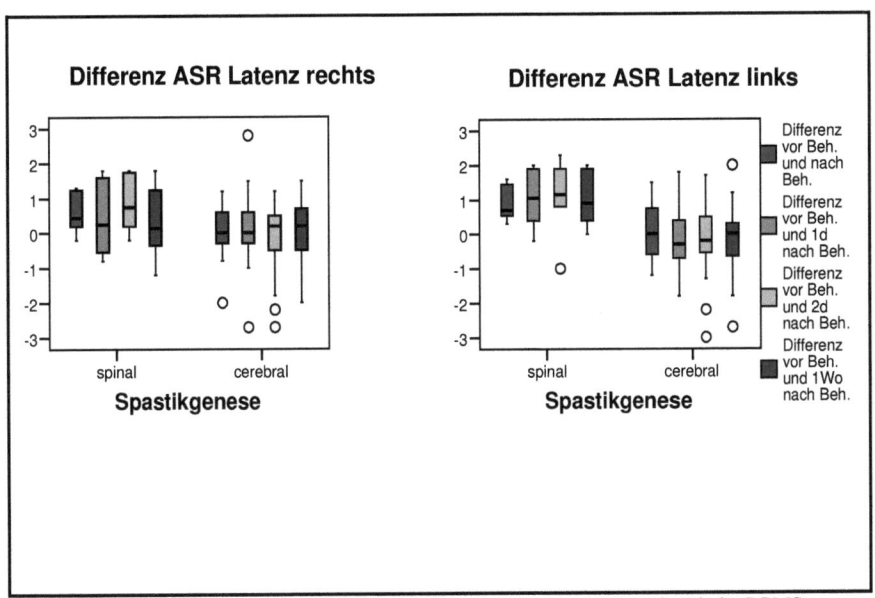

Abb. 4.13. Gruppenvergleich der ASR Latenz Differenzen (in ms) im Verlauf nach der RPMS

Differenz ASR Latenz rechts	Spastikgenese	N	Mittelwert	SD	Median	Minimum	Maximum
vor Beh. und nach Beh.	spinal	8	2,325	5,146	0,450	-0,20	15,00
	cerebral	37	-0,032	0,893	0,000	-3,80	1,20
vor Beh. und 1d nach Beh.	spinal	8	-0,050	4,708	0,250	-10,00	7,00
	cerebral	37	0,000	1,196	0,000	-4,80	2,80
vor Beh. und 2d nach Beh.	spinal	8	3,275	7,198	0,750	-0,20	21,00
	cerebral	37	-0,235	,200	0,200	-6,60	1,20
vor Beh. und 1Wo nach Beh.	spinal	8	1,762	4,705	0,150	-1,20	13,20
	cerebral	37	-0,092	1,552	0,200	-6,30	4,00

Tab. 12a: Veränderungen der ASR Latenzen (in ms) rechts im Verlauf nach der RPMS

Differenz ASR Latenz links	Spastikgenese	N	Mittelwert	SD	Median	Minimum	Maximum
vor Beh. und nach Beh.	spinal	8	2,237	4,049	0,700	0,30	12,20
	cerebral	35	-0,069	1,252	0,000	-5,80	1,50
vor Beh. und 1d nach Beh.	spinal	8	1,600	2,051	1,050	-0,20	6,30
	cerebral	35	-0,266	1,249	-0,300	-5,60	1,80
vor Beh. und 2d nach Beh.	spinal	8	1,125	1,026	1,150	-1,00	2,30
	cerebral	35	-0,234	1,358	-0,200	-5,60	1,70
vor Beh. und 1Wo nach Beh.	spinal	8	1,650	2,203	0,900	0,00	6,80
	cerebral	35	-0,460	1,538	0,000	-5,00	2,00

Tab. 12b: Veränderungen der ASR Latenzen (in ms) links im Verlauf nach der RPMS

4.3. Abhängigkeit der Ergebnisse der RPMS von der Ursache der Spastik (erworbene Spastik vs. infantile Cerebralparesen)

4.3.1. Populationsbeschreibung der Gruppen erworbene Spastik vs. infantile Cerebralparesen

Bei dieser Subgruppenbildung sind annähernd gleich große Kollektive untersucht worden. 23 Patienten mit erworbener Spastik wurden 30 mit infantiler Cerebralparese gegenübergestellt. Die Probanden mit spinaler Spastik gehörten ausnahmslos zur Gruppe der erworbenen Spastik. Die Verteilung hinsichtlich des Alters und der Dauer der Spastik unterschied sich erwartungsgemäß signifikant (mit p=0,000) aufgrund der Einteilungskriterien der Gruppen und ist nachfolgend dargestellt (Abb. 4.14. und Tab.13). Die Probanden mit einer ICP waren im Mittel 8 Jahre jünger, hingegen die Dauer der Spastik deutlich länger (im Mittel um 100 Monate).

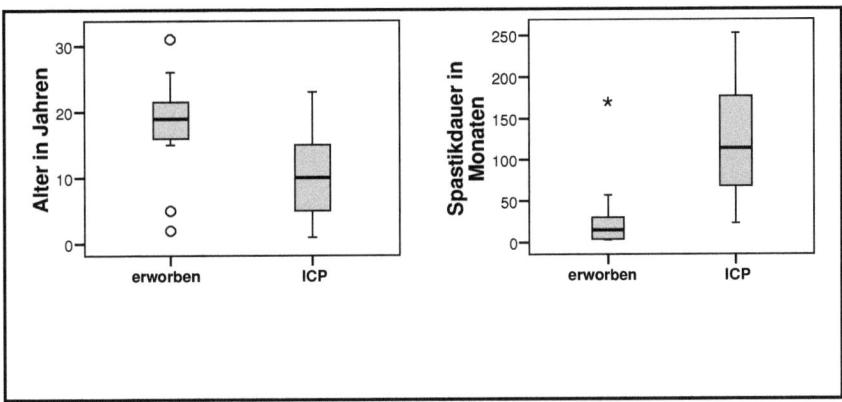

Abb. 4.14. Gruppenvergleich hinsichtlich Alter und Dauer der Spastik

		N	Mittelwert	SD	Median	Minimum	Maximum
erworben	Alter in Jahren	23	18,35	6,110	19,00	2	31
	Körpergröße in cm	23	169,65	23,102	175,00	91	190
	Spastikdauer in Monaten	23	24,74	35,198	15,00	3	170
ICP	Alter in Jahren	30	10,33	5,909	10,00	1	23
	Körpergröße in cm	30	135,00	27,618	139,50	84	186
	Spastikdauer in Monaten	30	124,23	65,377	114,00	23	253

Tab.13: Alter, Körpergröße und Spastikdauer getrennt dargestellt bei Patienten mit erworbener Spastik und mit einer ICP

Die Geschlechtsverteilung war bei den Cerebralparesen erwartungsgemäß ausgewogen (m:w 17:13), bei der erworbenen Spastik vorwiegend männlich (m:w 19:4). Begründet ist dies darin, dass das Unfallrisiko systematisch in Abhängigkeit von Alter und Geschlecht variiert. Junge Leute und Männer verunfallen deutlich häufiger als ältere Leute und Frauen und zwar am Arbeitsplatz wie in der Freizeit (Abb. 4.15.).

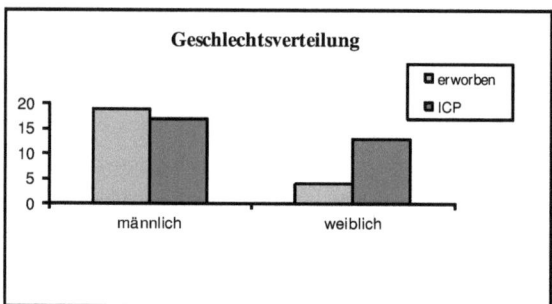

Abb. 4.15. Gruppenvergleich hinsichtlich Geschlechtsverteilung

Die erworbene Spastik war im Vergleich zur angeborenen Genese zu Behandlungsbeginn stärker ausgeprägt (ICP bds. 2,19 ± 0,16; erworbene Spastik rechts 2,58 ± 0,26 und links 2,92 ± 0,31 auf der modifizierten Ashworth Skala), was aber keine statistische Signifikanz erreicht (Abb. 4.16).

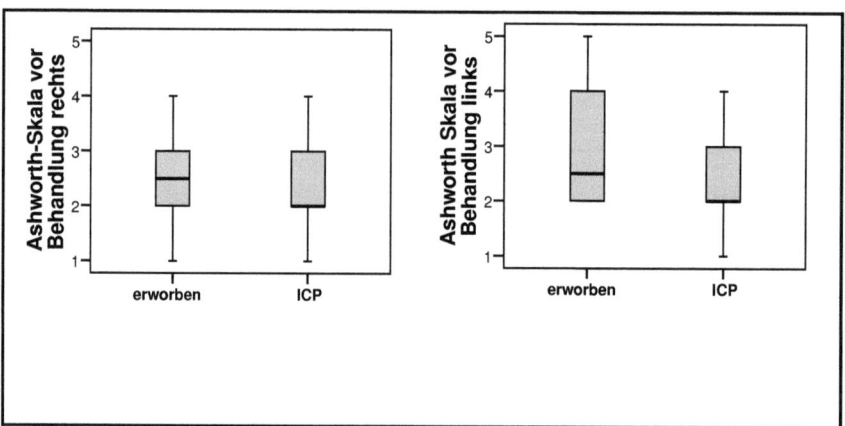

Abb. 4.16. Gruppenvergleich hinsichtlich Spastikstärke vor der Magnetstimulation

4.3.2. Ergebnisse der RPMS bei Patienten mit erworbener Spastik und mit infantilen Cerebralparesen

Bei Betrachtung dieser beiden Subgruppen können ähnliche Beobachtungen wie bei der Unterteilung in spinale und cerebrale Spastiken gemacht werden. Dies wird klar, wenn man berücksichtigt, dass alle spinalen Paresen zur Gruppe der erworbenen Spastik gehören und dort 39% der Population ausmachen (Abb. 4.17.).

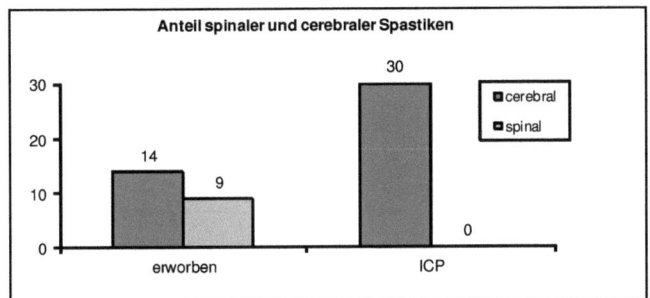

Abb. 4.17. Aufschlüsselung der Patienten mit erworbener Spastik bzw. mit einer ICP nach der Art der Spastik

Es konnten weder in den klinischen Untersuchungsmethoden noch in der Selbstbeurteilung signifikante Unterschiede zwischen beiden Gruppen gefunden werden. Nur bei der ASR Latenz wurden mit $p<0,05$ signifikante Differenzen allerdings deutlich weniger ausgeprägt als bei der vorgenannten Subgruppenbildung gefunden. Bei der erworbenen Spastik verlängerten sich die ASR Latenzen auf der linken Seite (um ca. 1 ms) signifikant nach einem Tag (mit $p=0,028$), nicht aber schon direkt nach der Stimulation, auf der Gegenseite zum Zeitpunkt nach der Behandlung (mit $p=0,017$), nicht am Tag 1, dann aber wieder am Tag 2 (mit $p=0,012$) nach RPMS. Nach 1 Woche waren auf beiden Seiten keine signifikanten Differenzen der ASR-Latenzen im Vergleich zum Zeitpunkt vor der Stimulation messbar (Abb. 4.18. und Tab.14a und b). Erwähnt werden muss auch, dass die ASR-Latenzen vor der Behandlung bei beiden Gruppen signifikant unterschiedlich waren ($p<0,005$). Sie waren bei den erworbenen Läsionen um ca. 8 ms länger. (Mittelwerte der ASR-Latenzen: bei erworbenen Läsionen rechts 29,99 ms ± 5,84, links 30,79 ms ± 5,78; bei den infantilen Cerebralparesen rechts 21,69 ms ± 6,65, links 21,98 ms ± 7,02). Eine mögliche Ursache könnte sein, dass die Kinder mit einer ICP jünger und damit auch kleiner (im Mittel um 34cm) waren. Sie haben damit auch einen kürzeren Abstand vom Reizort der Achillessehne bis zum M.soleus als Ableitort. Die Ausprägung der Spastik vor der Behandlung war nicht signifikant unterschiedlich.

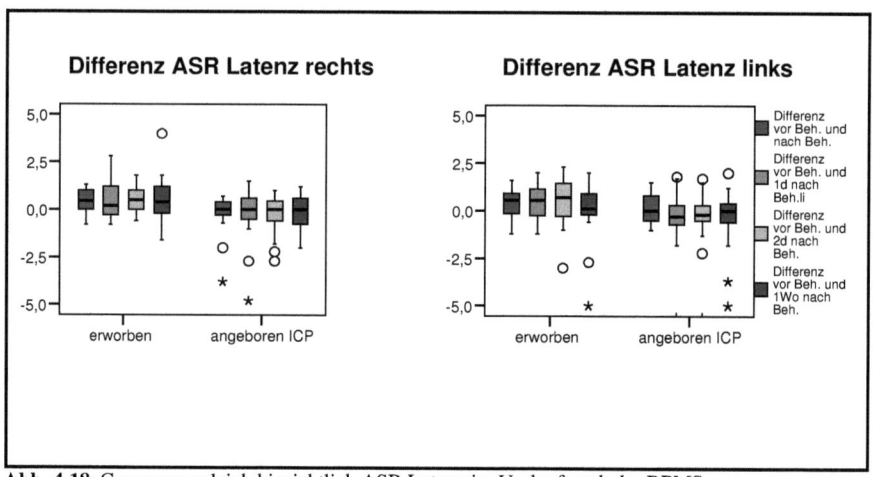

Abb. 4.18. Gruppenvergleich hinsichtlich ASR Latenz im Verlauf nach der RPMS

Differenz ASR Latenzen rechts		N	Mittelwert	SD	Median	Minimum	Maximum
vor Beh. und nach Beh.	ICP	18	-0,159	0,926	0,000	-3,80	0,70
	erworben	27	1,205	3,500	0,450	-0,80	15,00
vor Beh. und 1d nach Beh.	ICP	18	-0,181	1,239	0,000	-4,80	1,50
	erworben	27	0,250	3,112	0,200	-10,00	7,00
vor Beh. und 2d nach Beh.	ICP	18	-0,429	1,550	0,000	-6,60	1,00
	erworben	27	1,617	4,883	0,500	-0,60	21,00
vor Beh. und 1Wo nach Beh.	ICP	18	-0,359	1,515	0,000	-6,30	1,20
	erworben	27	1,133	3,258	0,400	-1,60	13,20

Tab. 14a: Veränderungen der ASR Latenzen rechts im Verlauf nach der RPMS

Differenz ASR Latenzen links		N	Mittelwert	SD	Median	Minimum	Maximum
vor Beh. und nach Beh.	ICP	16	-0,033	1,370	0,000	-5,80	1,50
	erworben	27	1,025	3,083	0,550	-1,20	12,20
vor Beh. und 1d nach Beh.	ICP	16	-0,326	1,365	-0,300	-5,60	1,80
	erworben	27	0,769	1,727	0,550	-1,20	6,30
vor Beh. und 2d nach Beh.	ICP	16	-0,252	1,371	-0,200	-5,60	1,70
	erworben	27	0,475	1,366	0,700	-3,00	2,30
vor Beh. und 1Wo nach Beh.	ICP	16	-0,300	1,419	0,000	-5,00	2,00
	erworben	27	0,325	2,411	0,100	-5,00	6,80

Tab. 14b: Veränderungen der ASR Latenzen links im Verlauf nach der RPMS

4.4. Abhängigkeit der Ergebnisse der RPMS von der Stärke der Spastik

4.4.1. Populationsbeschreibung der Gruppen leichte und mäßige bis schwere Spastik

Eine beidseitige Spastik kann vor allem bei cerebraler Genese seitendifferent in der Ausprägung sein. Aus diesem Grunde orientierte sich die folgende Subgruppenbildung nur an der Stärke der spastischen Tonuserhöhung. Ein Proband kann sich damit mit je einer betroffenen Seite in einer der beiden Gruppen befinden. Dies ist bei der Populationsbeschreibung nach Geschlecht, Alter, Körpergröße und Dauer der Spastik zu berücksichtigen. Eine Muskeltonusgraduierung von 1 bis 2 auf der modifizierten Ashworth Skala wurde als leichte Spastik definiert. Hierunter zählten 55 behandelte spastische Spitzfüße. Es ergaben sich auf der rechten Seite ein Mittelwert von 1,81 ± 0,40 Grad auf der MAS und auf der Gegenseite ein Mittelwert von 1,79 ± 0,41 Grad auf der MAS. Demgegenüber standen 36 spastische Spitzfüße mit mäßig bis schwerer Spastik, definiert unter Ashworth Werten von 3 bis 5. Hier lag im Mittel ein Spastikgrad auf der Ashworth Skala rechts von 3,40 ± 0,68 und links von 3,50 ± 0,63 vor (Abb. 4.19).

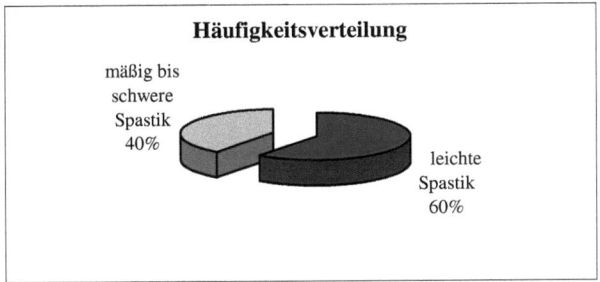

Abb. 4.19. Verhältnis von leichter zu mäßig bis schwerer Spastik

Die Alterszusammensetzung beider Gruppen ist vergleichbar, die Spastikdauer war jedoch signifikant verschieden. In der Gruppe der geringen Ausprägung bestand sie im Mittel fast doppelt so lang (Tab.15a und Abb. 4.20.). Hinsichtlich aller elektrophysiologischer Befunde (minimale F-Wellen Latenz, maximale F-Wellen Amplitude, H-Latenz, H/M-Ratio, minimale ASR-Latenz, mittlere ASR-Amplitude) gab es auch bei unterschiedlich ausgeprägter Spastik keine signifikanten Differenzen (Tab.15b und Abb. 4.21).

Spastikstärke		Seite	N	Mittelwert	SD	Median	Minimum	Maximum
leichte Spastik	Alter in Jahren	rechts	26	13,85	5,612	15,00	4	24
		links	29	14,31	6,601	15,00	4	31
	Körpergröße in cm	rechts	26	150,81	23,895	154,00	102	186
		links	29	152,00	25,706	162,00	102	187
	Spastikdauer in Monaten	rechts	26	112,54	75,456	107,00	3	253
		links	29	104,21	71,660	102,00	3	230
mäßig bis schwere Spastik	Alter in Jahren	rechts	20	12,70	8,664	14,00	1	31
		links	16	12,88	8,172	15,00	1	24
	Körpergröße in cm	rechts	20	145,85	39,475	163,50	84	190
		links	16	143,06	36,993	159,50	84	185
	Spastikdauer in Monaten	rechts	20	49,40	53,888	26,50	3	183
		links	16	65,94	53,888	36,50	3	253

Tab.15a: Alter, Körpergröße und Spastikdauer getrennt dargestellt bei Patienten mit leichter und mäßig bis schwerer Spastik

Spastikstärke		Seite	N	Mittelwert	SD	Median	Minimum	Maximum
leichte Spastik	F-Wellen Latenz in ms	rechts	24	44,129	2,214	46,900	22,9	66,3
		links	26	44,423	2,364	45,450	24,2	77,9
	F-Wellen Am-plitude in µA	rechts	24	0,321	0,046	0,250	0,1	1,0
		links	26	0,346	0,066	0,200	0,1	1,5
	H-Reflex-Latenz	rechts	24	26,733	1,098	28,150	16,0	36,0
		links	25	26,828	1,120	28,700	16,3	37,0
	H/M-Ratio	rechts	24	3,600	0,510	2,600	0,7	10,0
		links	25	4,832	1,146	2,700	0,5	25,5
mäßig bis schwere Spastik	F-Wellen Latenz in ms	rechts	18	40,856	2,959	42,700	22,5	62,1
		links	14	41,307	3,313	45,600	23,8	59,2
	F-Wellen Am-plitude in µA	rechts	18	0,465	0,126	0,300	0,2	2,5
		links	14	0,421	1,263	0,300	0,1	2,0
	H-Reflex-Latenz	rechts	19	25,979	1,612	26,300	15,2	35,3
		links	15	25,753	1,798	27,700	15,2	35,3
	H/M-Ratio	rechts	19	3,421	0,480	3,800	1,0	7,8
		links	15	4,900	2,016	3,300	0,8	32,8

Tab.15b: elektrophysiologische Parameter vor der Behandlung getrennt dargestellt bei Patienten mit leichter und mäßig bis schwerer Spastik

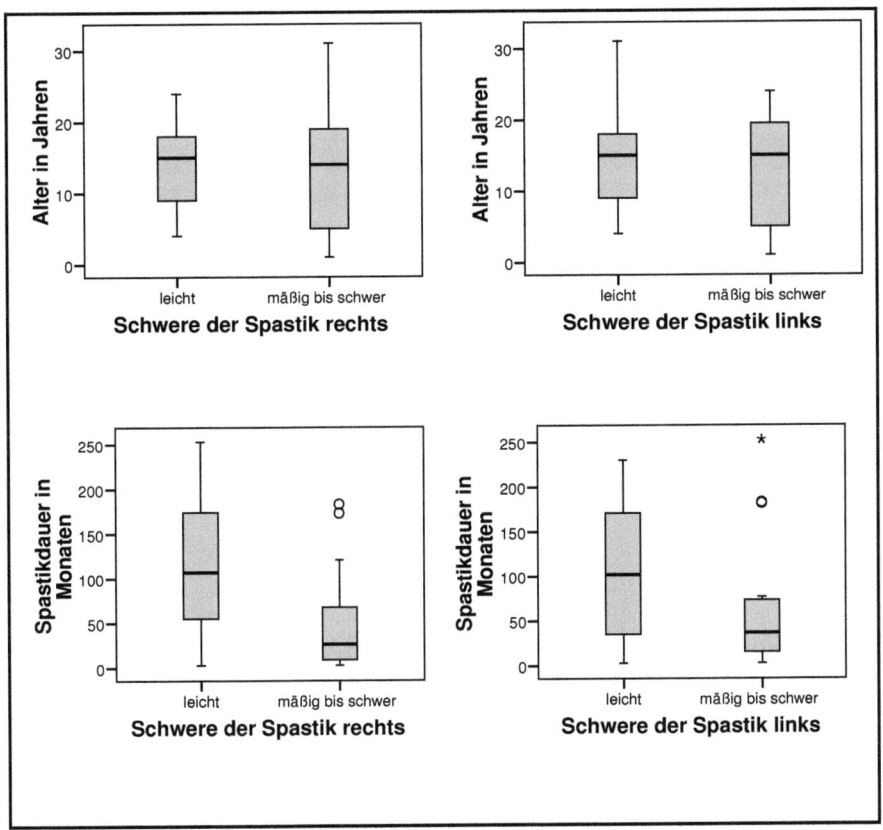

Abb. 4.20. Gruppenvergleich hinsichtlich Alter und Dauer der Spastik

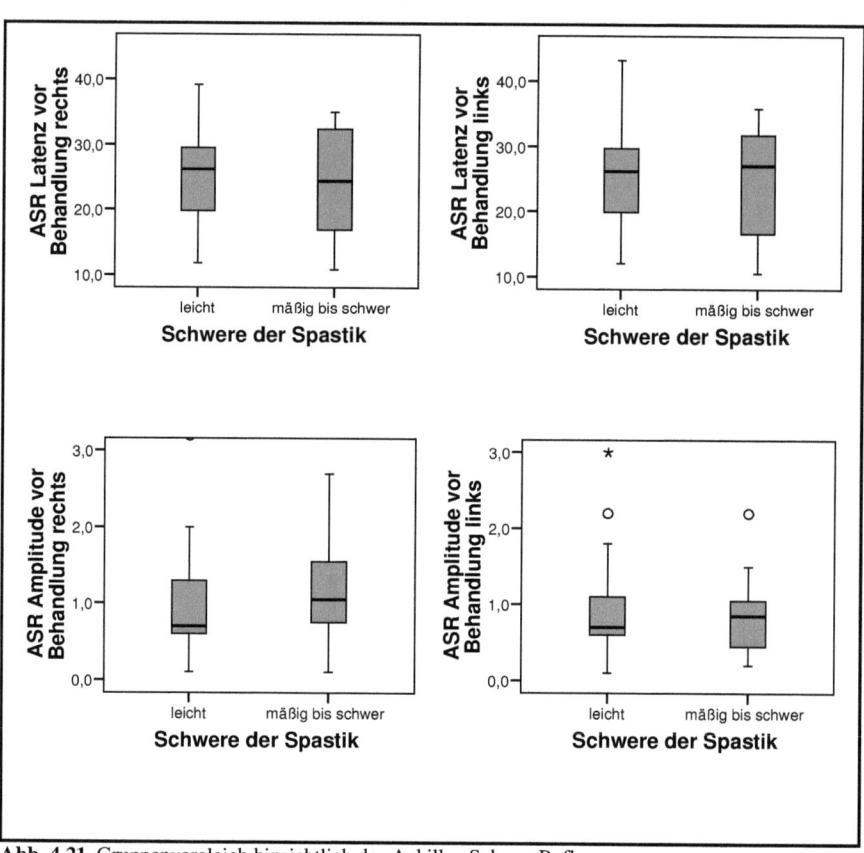

Abb. 4.21. Gruppenvergleich hinsichtlich des Achilles-Sehnen-Reflexes

4.4.2. Ergebnisse der RPMS bei Patienten mit leichter und mäßiger bis schwerer Spastik

Über die klinische Evaluierung der Spastik mit der modifizierten Ashworth Skala konnte direkt und einen Tag nach der Behandlung ein Trend aber kein signifikanter Gruppenunterschied gefunden werden. Die Gruppe mit mäßig bis schwerer Spastik profitierte im Mittel etwas deutlicher von der Behandlung mit RPMS (Reduktion auf der MAS um 1,05 ± 0,51 Grad vs. 0,77 ± 0,51 Grad bei der leichten Spastik). Dieses Ergebnis wurde bei der Betrachtung der rechts behandelten Körperseite gefunden (bei identischen Medianwerten), nicht jedoch auf der Gegenseite (Abb. 4.22., Tab.16). Entgegen der Vermutung, dass die Gruppe mit einer mäßig bis schweren Spastik mehr von der repetitiven Magnetstimulation profitiert, spricht auch, dass bei keinen weiteren klinischen Tests signifikante Unterschiede gefunden wurden. Begrenzend bei der Anwendung der Ashworth Skala ist die Tatsache, dass sich die Gruppe mit der leichten Spastik (Ashworth bis 2) maximal um 2 Punkte verbessern kann.

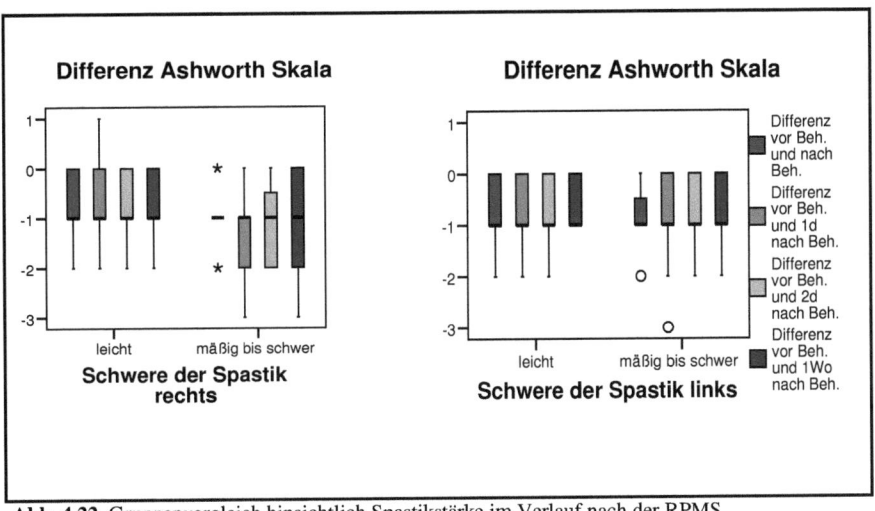

Abb. 4.22. Gruppenvergleich hinsichtlich Spastikstärke im Verlauf nach der RPMS

Spastik-stärke	Differenz Ashworth Skala	Seite	N	Mittel-wert	SD	Median	Minimum	Maximum
leichte Spastik	vor und nach Beh.	rechts	26	-0,769	0,511	-1,000	-2,00	0,00
		links	29	-0,828	0,602	-1,000	-2,00	0,00
	vor und 1d nach Beh.	rechts	26	-0,769	0,710	-1,000	-2,00	1,00
		links	29	-0,724	0,649	-1,000	-2,00	0,00
	vor und 2d nach Beh.	rechts	26	-0,769	0,587	-1,000	-2,00	0,00
		links	29	-0,724	0,591	-1,000	-2,00	0,00
	vor und 1Wo nach Beh.	rechts	26	-0,731	0,533	-1,000	-2,00	0,00
		links	29	-0,552	0,506	-1,000	-1,00	0,00
mäßig bis schwere Spastik	vor und nach Beh.	rechts	20	-1,050	0,510	-1,000	-2,00	0,00
		links	16	-0,875	0,619	-1,000	-2,00	0,00
	vor und 1d nach Beh.	rechts	20	-1,200	0,767	-1,000	-3,00	0,00
		links	16	-0,750	0,856	-1,000	-3,00	0,00
	vor und 2d nach Beh.	rechts	20	-1,050	0,759	-1,000	-2,00	0,00
		rechts	16	-0,724	0,591	-1,000	-2,00	0,00
	vor und 1Wo nach Beh.	links	20	-0,900	0,968	-1,000	-3,00	0,00
		links	16	-0,552	0,506	-1,000	-1,00	0,00

Tab. 16: Veränderungen der Spastikstärke im Verlauf nach der RPMS

Vor der Behandlung zeigten die elektrophysiologischen Befunde keine signifikanten Gruppenunterschiede. Auch die Differenzen im Zeitverlauf nach der Magnetstimulation waren bei keiner Gruppe stärker ausgeprägt als bei der anderen. Zusammenfassend konnte bei der Gegenüberstellung der leichten zur mäßig bis schweren Spastik kein Gruppenunterschied in den angewendeten klinischen und elektrophysiologischen Evaluationsverfahren infolge der repetitiven Magnetstimulation erhoben werden.

5. Diskussion

Die vorgestellte Arbeit weist als Hauptergebnis aus, dass eine 20 Hz repetitive lumbosacrale Magnetstimulation mit 1,2-facher motorischer Muskelerregungsschwelle zu einer signifikanten Spastikreduktion beim spastischen Spitzfuß führt. Dieses Resultat war direkt nach der RPMS messbar und dauerte eine Woche nach der Behandlung noch an.

Die Wirkungsweise der repetitiven peripheren Magnetstimulation auf die Spastizität ist nur ansatzweise geklärt. Durch eine elektromagnetische Induktion wird bei ausreichender Intensität die gemischt sensomotorische Nervenwurzel im angrenzenden Areal depolarisiert. Vorrangig werden dicke, markhaltige und damit schnell leitende Nervenfasern stimuliert (55,56). Da diese keine Schmerzafferenzen beinhalten, ist die Methode schmerzfrei. Reizungen mit einer Frequenz von mindestens 15 Hz führen vor allem im entsprechenden Myotom zu einer unvollkommenen tetanischen Muskelkontraktion. Sowohl durch die induzierte Muskelanspannung als auch durch Kostimulation von niederschwellig reagierenden afferenten Nervenfasern laufen daraufhin propriozeptive Informationen über sensorische Bahnen zum ZNS, welches die Regelkreise des Muskeltonus modulierend beeinflusst (57). Diesem Mechanismus wird der Hauptanteil an der tonussenkenden Wirksamkeit zugesprochen (7). Die propriozeptiven Reize führen über die sensorischen Nervenfasern außerdem zu einer antidromen Erregung von spinalen Alpha-Motoneuronen. Zur Senkung des spastischen Muskeltonus mittels der RPMS scheint es vor allem auf die Stimulusintensität und weniger auf die Stimulusfrequenz anzukommen, wie Untersuchungen von Nielsen et al. und Krause et al. gezeigt haben (3,13). In der jüngsten Veröffentlichung von Struppler et al. (61) wurde der Effekt der RPMS auf die Reorganisation des motorischen Cortex nach einer cerebralen Ischämie mit der Positronen-Emissions-Tomographie (PET) analysiert. Der regionale cerebrale Blutfluss wurde bei acht Patienten mit einer Armlähmung infolge eines fokalen ischämischen Infarktes vor und nach der RPMS an den Unterarmflexoren gemessen. Wie in ihren früheren Untersuchungen fanden sie eine verbesserte Fingerbeweglichkeit und eine Abnahme der Spastik nach der Magnetstimulation. Dies war verbunden mit einer signifikanten Zunahme der neuronalen Aktivität im oberen posterioren Parietallappen und im prämotorischen Cortex.

Die Zunahme der Aktivität des parieto-prämotorischen Regelkreises nach der RPMS Behandlung unterstreicht den Einfluss der RPMS auf Cortexebene.

Im Folgenden werden die Ergebnisse meiner Untersuchung im Kontext der vorliegenden Literatur zur RPMS und zu elektrophysiologischen Befunden bei Patienten mit Spastik diskutiert.

Die spastische Tonuserhöhung ist charakterisiert durch eine zunehmende Reflexaktivität bei passiver Muskeldehnung mit geschwindigkeitsabhängigem Widerstand (17). Dieser Widerstand lässt sich messen mit der modifizierten Ashworth Skala und dem Tardieu Test (22,23,24). In dieser Studie kamen beide Verfahren zur Anwendung. Im Mittel wurde ein Absinken des Muskeltonus auf der modifizierten Ashworth Skala um einen Punktwert gemessen. Der dynamische Anteil der Spastik wird durch den Tardieu Test abgebildet, der beim untersuchten spastischen Spitzfuß auch Triceps surae – Catch genannt wird. Die passive Dorsalextension bei schneller Bewegung im oberen Sprunggelenk nahm direkt nach der RPMS bis zum Tag 2 nach Stimulation im Mittel um 5-7 Grad zu. Eine Woche nach Behandlung wurde noch eine Erweiterung der Dorsalextension im oberen Sprunggelenk um 4 - 5 Grad gemessen, was ebenfalls einem signifikanten Unterschied entspricht.

Ähnliche Befunde sind aus früheren Studien über die periphere bzw. spinale repetitive Magnetstimulation bekannt.
Nielsen et al. berichteten erstmals 1995 (1) über die Senkung des spastischen Tonus durch eine repetitive Magnetstimulation spinal in Höhe der mittleren Brustwirbelsäule bei 12 Patienten mit Multipler Sklerose. Stimuliert wurde mit 12 Hz und mit 40-65 % der Maximalintensität. Untersucht wurden die Patienten vor und 24 Stunden nach der Stimulation. Es kam im Ergebnis der Behandlung zu einer signifikanten Abnahme der Spastik und auch der Amplitude des Soleus - Sehnendehnungsreflexes (ASR). Die Patienten verbesserten sich auch im Selbständigkeitsgrad (Aktivitäten des täglichen Lebens). Ein Jahr später publizierte die gleiche Arbeitsgruppe (2) eine doppelblinde placebokontrollierte Studie, in der sie den Effekt der repetitiven Magnetstimulation auf die Spastik bei 38 Patienten mit einer Multiplen Sklerose evaluierte. Eine Gruppe von 21 Patienten wurde mit der RMS behandelt, die anderen 17 erhielten eine Scheinstimulation. Beide Gruppen wurden zweimal täglich an 7 aufeinanderfolgenden Tagen behandelt. Primäre Endpunkte der Studie waren Veränderungen im Grad der Selbständigkeit, im klinischen Grad der Spastik und in der Schwelle der Muskeldehnungsreflexe. Der klinische Spastikscore verbesserte sich signifikant bei der Verumgruppe, nicht aber nach der Scheinstimulation.
Die ersten Veröffentlichungen von Struppler et al. (4,5,6) an Schlaganfallpatienten zeigten,

dass nach magnetisch induzierten Finger- und Handstreckungen die spastische Aktivität in den Beugern deutlich vermindert wurde und diese Hemmung der Spastik noch nach 72 Stunden nachgewiesen werden konnte.

Untersuchungen von Grundmann et al. (9) und Krause et al. (10-12) zur Anwendung der repetitiven peripheren Magnetstimulation bei der Spastik betrafen Patienten nach spinalen Läsionen. Es wurden die Nervenwurzeln paravertebral stimuliert, was eine Reduzierung der Spastik bewirkte.

Grundmann, Kaps und Topka aus Tübingen wiesen einen kurzzeitigen Effekt der repetitiven sacralen Magnetstimulation auf die Spastizität bei Patienten mit spinalen Traumen nach (9).
13 Patienten nach Rückenmarktrauma und 16 Gesunde wurden eingeschlossen. Die meisten Patienten hatten eine komplette Querschnittlähmung innerhalb der Höhen C5 und Th9 mit einer Lähmungsdauer von 6 bis 20 Monaten. Es wurde täglich über 5 aufeinanderfolgende Tage paravertebral über der sacralen Nervenwurzel S1 oder peripher über dem Musculus soleus repetitiv stimuliert. Klinische Messungen umfassten die Ashworth Skala, das maximale passive Bewegungsausmaß im Sprunggelenk, die H/M Ratio und Amplitude und Latenz des Achilles-Sehnen-Reflexes und wurden an den Tagen 1, 3, 5, 8 und 12 erhoben. Ergänzend schätzten die Patienten selbst den Grad der Spastik täglich ein. Im Ergebnis führte die sacrale repetitive Magnetstimulation zu einer signifikanten Depression der H/M Ratio und der ASR Amplitude nach der ersten Behandlung. Die Ashworth Skala und das maximale passive Bewegungsausmaß im Sprunggelenk zeigten dagegen am Tag 3 signifikante Resultate. Die Selbstbeurteilung der Patienten erbrachte keine signifikanten Differenzen. Die Magnetstimulation über dem M. soleus zeigte weder in den klinischen noch in den elektrophysiologischen Beobachtungen Effekte. In der gesunden Kontrollgruppe induzierte die sacrale Stimulation eine tendenzielle Erniedrigung der H/M Ratio. Die Ursache der zeitlich versetzen Veränderungen der klinischen Scores und der elektrophysiologischen Variablen wurde darin gesehen, dass die sacrale Magnetstimulation mehr als einen Mechanismus beeinflusst.

Krause et al. aus München stellten 2000 auf dem 73. Kongress der Deutschen Gesellschaft für Neurologie in Baden-Baden Ergebnisse einer lumbalen repetitiven Magnetstimulation auf die spastische Tonuserhöhung vor (10). Sie stimulierten 13 Patienten mit einer Rundspule über den Nervenwurzeln L3 und L4 mit 20 Hz und 1,2 facher motorischen Muskelerregungsschwelle. Acht von 13 Patienten gaben eine subjektive Verbesserung der Tonuserhöhung an.

Die Ashworth Skala und ein quantifizierbarer Pendeltest ließen ebenfalls einen reduzierten Muskeltonus bis 48 Stunden nach der Stimulation erkennen. In einer späteren Arbeit verglichen Krause et al. die Spastik senkende Wirkung der funktionellen Elektrostimulation mit der repetitiven lumbalen Magnetstimulation bei Patienten mit Rückenmarkschädigung (11). Es wurden bei der RMS die Stimulationsparameter der ersten Arbeit übernommen, ebenso als Beobachtungswerte die modifizierte Ashworth Skala und der quantifizierbare Pendeltest. Wichtigstes Ergebnis war, dass nicht nur nach funktioneller Elektrostimulation, sondern auch nach repetitiver Magnetstimulation klinisch und apparativ eine Reduktion der Spastik messbar war. Scheinstimulationen erbrachten dagegen keine Veränderungen.

Die hier vorgestellte Untersuchungsreihe stützte sich auf die Methodik der Arbeitsgruppe von Krause et al. (11,12) und sie erbrachte vergleichbare Ergebnisse. Es wurden die Stimulusparameter übernommen und auf die Reizung der sacralen Nervenwurzel S1 bei spastischem Spitzfuß übertragen.

In Bezug auf eine verbesserte Funktionalität der spastischen Extremitäten nach einer RPMS sei nochmals die Studie von Nielsen et al. 1996 (2) bei Patienten mit Multipler Sklerose erwähnt. Ein Ergebnis dieser Studie war auch, dass sich der Selbständigkeitsgrad in den Aktivitäten des täglichen Lebens bei der Verumgruppe um 22% und um 29% bei der Placebogruppe verbesserte. Auch die Arbeiten von Struppler et al. (4,5,6) an Schlaganfallpatienten beurteilten neben der spastischen Aktivität in den Finger- und Handbeugern die Willkürmotorik. Sie wiesen nach, dass die paretischen Finger nach der repetitiven Magnetstimulation der Hand- und Fingerstrecker schneller und weiter aktiv gestreckt werden konnten und der notwendige Innervationsaufwand geringer war.

In meiner Untersuchung wurde die Funktionalität durch einen anderen Score bestimmt, so dass eine Vergleichbarkeit mit früheren Studien nur bedingt möglich ist. Die willkürliche Fußhebung spiegelt die Funktionalität des spastischen Spitzfußes wider. Je weniger assoziierte Bewegungen registriert werden, desto höher ist der Punktwert auf der Skala im Test der isolierten Dorsalextension des Fußes. Nach der repetitiven Magnetstimulation der sacralen Nervenwurzel wurde im Mittel eine Zunahme um 0,3 Punkte ermittelt. Dieses Ergebnis blieb konstant während des gesamten Beobachtungszeitraumes.

Bei der Selbstbeurteilung der Probanden wurde nach der Stimulation und über die gesamte Beobachtungszeit hinweg eine signifikante Verbesserung im Sinne einer gering bis mäßigen

Reduktion der Spastik zum Teil mit einer Verbesserung der Funktionalität dokumentiert. Der beste Effekt wurde im Mittel einen und zwei Tage nach der RPMS bescheinigt. Nach 1 Woche wurde noch eine Verbesserung um einen Punktwert (geringe Verbesserung hinsichtlich Ausprägung jedoch keine funktionelle Veränderung) dokumentiert.

Alle früheren Studien schlossen jeweils Patienten einer Krankheitsentität ein (Multiple Sklerose, Schlaganfall, traumatische Querschnittlähmung).

Ziel meiner Arbeit war auch, zu prüfen, ob die repetitive lumbosacrale Magnetstimulation zu einer Tonussenkung und einer Verbesserung der Funktionalität beim spastischen Spitzfuß verschiedener Genese führt. Es wurden Patienten mit cerebraler und spinaler Spastik einbezogen, neben erworbenen Schädigungen des Zentralen Nervensystems befanden sich auch Kinder mit einer infantilen Cerebralparese in der Studie. Zuletzt wurde der Einfluss der Magnetstimulation auf verschiedene Schweregrade der spastischen Tonuserhöhung analysiert. In der vorgestellten Arbeit wurde kein Einfluss sowohl der Art der Spastik als auch ihrer Schwere auf die Ergebnisse der RPMS festgestellt. Für das Behandlungsresultat war es auch unerheblich, ob der spastische Spitzfuß im Rahmen einer infantilen Cerebralparesen bestand oder ob es sich um die Folge einer erworbenen Läsion des ersten motorischen Neurons handelte. Die Dauer der Spastik scheint ebenso wenig auf die Wirkung der RPMS Einfluss zu nehmen. Es wurden hier keine speziellen Kriterien zur Gruppentrennung gebildet. In der Gegenüberstellung spinale vs. cerebrale Spastik unterschied sich aber die Dauer der Spastik signifikant. Sie betrug 3 bis 170 Monate (im Mittel 33,44) bei Rückenmarkschädigung und 3 bis 253 Monate (im Mittel 90,80) bei cerebralen Läsionen. Noch deutlicher war der Unterschied beim Vergleich der erworbenen Spastik (Spastikdauer: 3 bis 170 Monate, im Mittel: 24,74) mit den infantilen Cerebralparesen (Spastikdauer: 23 bis 253 Monate, im Mittel: 124,23). Beide Gruppen profitierten jeweils gleichermaßen, so dass indirekt geschlossen werden kann, dass die Dauer der Spastik das Behandlungsergebnis nicht beeinflusst.

Es konnte letztlich kein Kriterium herausgefiltert werden, nach dem bestimmte Patientengruppen mehr als andere von der repetitiven Magnetstimulation profitieren.

Lediglich bei der Funktionalität profitierten scheinbar die Patienten mit cerebraler Spastik. Bei den Patienten mit spinaler Spastik wurde keine Differenz im Test „isolierte Dorsalextension des Fußes" gemessen. Bei der kleinen Gruppe (n=9) lag bei fünf Untersuchten ein komplettes sensomotorisches Querschnittsyndrom vor. Damit ist keine Funktionalität gegeben, damit auch kein Effekt auf Willkürbewegungen im untersuchten Myotom möglich. Drei Betroffenen gelang vor der Behandlung eine isolierte Fußextension, eine Besserung war somit nicht mehr möglich. Nur bei einem Probanden war demzufolge eine Änderung auf der Punkteskala denkbar, es wurde aber konstant eine überwiegende Aktivität des M. hallucis longus und des M. extensor digitorum longus (Punktwert 1) gemessen.

Neben den klinischen Messmethoden der Spastik bedürfen die elektrophysiologischen Verfahren einer kritischen Diskussion. In der Literatur werden, wie später detaillierter ausgeführt, dazu die F-Wellen Latenzen und Amplituden, die H-Reflex Latenzen, die H/M-Ratio und die Amplituden und Latenzen der Dehnungsreflexe herangezogen. Bei der F-Wellen Latenz beispielsweise kann die minimale, aber auch die gemittelte Latenz herangezogen werden, auch eine Beurteilung der Chrono- und Tacheodispersion ist möglich. Dies soll vorangehend die erschwerte Vergleichbarkeit verschiedener Studienergebnisse verdeutlichen.

In meiner Arbeit wurden bestimmt die minimale Latenz und die maximale Amplitude der F-Welle (eine Mittelwertbildung wurde nicht vorgenommen, da es durch die Variabilität der F-Wellen in Latenz und Konfiguration zu Auslöschungsphänomenen kommen kann).

Eine systematische Literaturrecherche von Voerman et al. (60) hat gezeigt, dass die drei gebräuchlichsten Methoden (H-Reflex, Tendon-Reflex und der Dehnungsreflex) zwar monosynaptisch sind, aber über supraspinale Bahnen in bezug auf ihre Amplitude und Latenz moduliert werden und nur mäßig sensitiv und zuverlässig sind. Für klinische und experimentelle Verlaufskontrollen sind sie deshalb nur beschränkt einsetzbar. So wird bei der F-Welle eine Zunahme der Auslösbarkeit, der Amplitude, sowie eine Latenzverlängerung bei psychischer Erregung, Vorspannung aber auch bei geringer bis mäßiggradiger Spastik gefunden. Zu entgegengesetzten Befunden kann es bei stark ausgeprägter Spastik kommen (25). Eine solche Gruppentrennung nach Schwere der Spastik hat in der vorgelegten Arbeit stattgefunden, Unterschiede in den Parametern der F-Wellen gab es aber zwischen den Gruppen nicht.

Die F-Wellen Latenz ist abhängig von der Körpergröße bzw. Beinlänge, was gerade bei dieser Arbeit an Kindern bis jungen Erwachsenen (Alter 1 bis 31 Jahre) zu berücksichtigen ist. Bei der genannten Gruppenbildung gab es aber keine signifikanten Abweichungen hinsichtlich Alter und Körpergröße, so dass die absoluten F-Wellen Latenzen zwischen den Gruppen verglichen werden konnten. Die F-Wellen Parameter unterschieden sich auch vor der Behandlung nicht signifikant zwischen den Gruppen mit leichter und mäßig bis schwerer Spastik (Tab.15b).

Auch die nachfolgend zitierten Arbeiten spiegeln die beschränkte Aussagekraft dieser Messmethode wider.

Bischoff und seine Arbeitsgruppe (62) untersuchten die F- Antwort des N. tibialis bei 22 Patienten mit einer Spastik und bei 18 Gesunden. Die mittlere Amplitude und mittlere Dauer der F-Welle waren signifikant ($p < 0.001$) höher bzw. länger bei der Patientengruppe. Diese Ergebnisse wurden als Resultat einer verstärkten erhöhten spinalen Exzitabilität bei der Spastik gesehen und die F-Wellen Aufzeichnung als einfache und praktikable Technik zur Diagnostik und Dokumentation der Spastik empfohlen. Ähnliche Schlussfolgerungen wurden z.B. aus Untersuchungen 1979 durch Eisen und Odusote (63) und 1999 durch Milanov (64) gezogen. Milanov untersuchte 120 Patienten mit spastischer Hemiparese nach Schlaganfall. Die motorische Leitgeschwindigkeit, die F-Wellen Latenzen der ulnaren, peronealen und tibialen Nerven und die minimale Latenz des Soleus H-Reflexes wurden bestimmt. Auf der nicht betroffenen Seite konnten Normwerte abgeleitet werden. Hingegen waren auf der spastischen Seite die Amplituden der motorischen Antwort vermindert und die Latenzen der F-Wellen prolongiert. Ursächlich wurde eine primär axonale Degeneration nach ZNS-Läsion mit sekundärer segmentaler Demyelinisierung angenommen, wobei überwiegend proximale Anteile der peripheren Nerven betroffen sind. Unterschiedliche Resultate bei Querschnittgelähmten erbrachten Beobachtungen von Dietz (19). Er berichtet, dass in der Übergangsphase vom spinalen Schock zur beginnenden Spastik die Auslösbarkeit von F-Wellen und der Flexorreflexe zunimmt, der H-Reflex sich hingegen kaum verändert. Ursächlich wird eine zunehmende Erregbarkeit der Alpha- und Gammaneurone, sowie der Interneurone angenommen. In der Phase der sich entwickelnden Spastik machte Dietz dann unterschiedliche Beobachtungen an Para- und Tetraplegikern. Je tiefer die Rückenmarkläsion lag, desto deutlicher fiel die Flexor-Reflex –Abnahme aus. Bei den Paraplegikern veränderte sich die Auslösbarkeit von F-Wellen und H-Reflexen kaum. Bei Tetraplegikern veränderten sich die Flexor-Reflex-Amplitude und die F-Wellen-Auslösbarkeit nicht, die H-Reflex-Erregbarkeit nahm gering zu. Er schlussfolgerte, dass es nach einer Rückenmarkschädigung zu einer sekundären Degeneration von Bahnen und neuronalen Schaltkreisen kommt, die sich in den verminderten Flexorreflexen äußern. Die Ausprägung der Degeneration in Bezug auf die Beinmuskulatur ist gering bei hohen cervikalen und ausgeprägt bei tiefen thorakalen Läsionen, was die elektrophysiologischen Befunde erklärt..
Tsai et al. (65) publizierten 2003 Ergebnisse einer Untersuchung an 23 männlichen Patienten mit spinalen Traumen verschiedenen Ausmaßes und von 23 Normalpersonen. Sie bestimmten die Chrono- und Tacheodispersion der F-Welle, die F-Wellen Latenz, Amplitude und Häufigkeit beim N. tibialis. Die F- Chronodispersion bei den Rückenmarkverletzten war signifikant größer als die der Normalpersonen, am größten bei Patienten mit kompletter

spinaler Läsion. Eine positive Korrelation wurde auch zwischen der F - Chronodispersion und der Ashworth Skala bei der Patientengruppe gefunden. Keine signifikanten Unterschiede gab es in der minimalen Latenz, Amplitude, Häufigkeit der F-Welle und auch in der F- Tacheodispersion zwischen beiden Gruppen. Die Arbeitsgruppe folgerte, dass die Messung der Chronodispersion eine nützliche und sensitive elektrophysiologische Messmethode in der Evaluation von spinalen Traumen ist und als evidentes Werkzeug zur Differenzierung pathologischer von normaler Motoneuronexcitabilität bei spinalen Traumen dienen kann.

Eine validere Beurteilbarkeit soll die sog. H/M-Ratio bieten. Diese ist bei der Spastik durchschnittlich größer als bei Gesunden, d.h. der H-Reflex ist im Vergleich zur M-Antwort höher. Die H-Reflex-Latenz ist kürzer bei der Spastik im Vergleich zu Gesunden (22,23,29). Beide Befunde wurden in der Arbeitsgruppe von Bakheit et al. (22) bei Schlaganfallpatienten erhoben. Diese wurden in 2 Gruppen nach modifizierter Ashworth Skala eingeteilt. Gruppe A bot eine Spastik nach MAS von 1 und Gruppe B von 2. Die H/M Ratio war in der Gruppe mit der ausgeprägteren Spastik höher, aber nicht signifikant. Es wurde geschlussfolgert, dass es eine Relation zwischen MAS und Exzitabilität des Alpha-Motoneurons gibt, aber keine lineare. In der vorgelegten Arbeit wurden Gruppen ebenfalls nach Spastikstärke geteilt, wobei hier die eine Gruppe eine Spastik nach MAS 1und 2 und die andere nach MAS 3 bis 5 bot. Die H/M-Ratio unterschied sich nicht in beiden Gruppen (Tab. 15b).

Levin et al. (66) kamen durch Untersuchungen an Hemiparetikern und Gesunden zu ähnlichen Ergebnissen wie Bakheit et al.. Die H - und Soleus - Sehnendehnungsreflex Latenzen war kürzer und die Reflexamplituden waren signifikant höher bei den Spastikern. Während diese Werte hoch reproduzierbar waren, zeigten sie eine übereinstimmende aber nicht signifikante Beziehung zur klinischen Spastizität. Die erniedrigte Reflexlatenz und die erhöhte Reflexantwort bei den Hemiparetikern legen nahe, dass die Spastizität zur reduzierten Reflexschwelle in Beziehung steht. Die Arbeitsgruppe kam zum Ergebnis, dass die elektrophysiologischen Messungen und die klinischen Beurteilungen beide valide und reproduzierbar sind und zur Evaluation von Langzeiteffekten der therapeutischen Intervention herangezogen werden können.
Bei Patienten mit chronischer und kompletter Rückenmarkschädigung konnten diese Ergebnisse durch die Arbeitsgruppe Schindler-Ivans et al. (67) nicht bestätigt werden. Hier gab es keine Unterschiede der H-Reflex Latenz und Amplitude im Vergleich zu Gesunden.

Die elektrophysiologischen Untersuchungen werden nicht nur zur Abgrenzung spastischer

Lähmungen sondern auch zur Therapieevaluation herangezogen. Rosche et al. (68) haben mit der Bestimmung der F-Wellen Amplituden den Effekt der Physiotherapie bei Patienten mit einer Spastik belegt. Es wurden 21 Patienten mit einer spastischen Paraparese infolge einer Multiplen Sklerose in die Studie aufgenommen. Die F-Wellen wurden unmittelbar vor und nach der Physiotherapie aufgezeichnet. Die mittlere und maximale F-Wellen Amplitude und das mittlere und das maximale F-Wellen/M-Antwort Verhältnis (Ratio) waren signifikant niedriger nach der Physiotherapie, verursacht durch Veränderungen der Erregbarkeit der Motorneurone. Sie schlussfolgerten, dass der antispastische Effekt der Physiotherapie durch eine Absenkung der F-Wellen-Amplitude dokumentiert werden kann. In einer späteren Arbeit (69) bestätigten sie diese Ergebnisse bei 35 paraparetischen Patienten. Der antispastische Effekt einer Motomed-behandlung ließ sich wiederum durch eine Abnahme der Amplituden der F-Wellen dokumentieren.

Die elektrophysiologischen Parameter werden auch zur Dokumentation der Spastikreduktion nach intrathekaler Baclofengabe verwendet. Genannt sei hier eine Untersuchung von Dachy und Dan aus Brüssel (70) die 6 Kinder im Alter von einem bis 14 Jahren mit einer schweren Spastik verschiedener Ätiologie vor und nach intrathekaler Injektion von Baclofen einschlossen. Sie evaluierten die Ashworth Skala, die H/M-Ratio und die Fläche des Dehnungsreflexes. Nach der Baclofengabe wurde eine signifikante Reduktion der genannten Parameter ermittelt. Dieses Ergebnis bestätigte andere Arbeiten an Erwachsenen und könnte zur Dosisfindung beitragen. Auch Hoving et al. aus Maastricht kamen in einer doppelblinden Studie an 14 Kindern mit einer schweren spastischen Cerebralparese zu ähnlichen Resultaten (71). Sie stellten in Aussicht, dass der H-Reflex zum Goldstandard bei der Evaluation des Effektes der intrathekalen Baclofentherapie bei spastischen Kindern werden könnte.

Auch bei der Dokumentation der Spastikreduktion durch die transkranielle Magnetstimulation wurden elektrophysiologische Befunde herangezogen. Centonze et al. aus Rom publizierten 2007 (49) einen antispastischen Effekt einer 5Hz Stimulation, die mit einer Abnahme der H/M-Ratio des Soleus H-Reflexes einherging.

Nielsen et al. (1) wiesen schon 1995 bei der genannten Untersuchungsreihe an 12 Patienten mit einer Multiplen Sklerose (MS) und 1996 (2) bei ihrer doppelblinden placebokontrollierten Studie eine Abnahme der Amplitude den Sehnendehnungsreflexes durch eine repetitive spinale Magnetstimulation nach. Später (3) analysierten den Effekt auf die Amplitude des Soleus H-Reflexes bei elf Patienten mit einer Spastik der unteren Extremität infolge einer MS und bei neun Gesunden. Bei den MS Patienten induzierte die Stimulation mit einer Serie von

16 Stimuli mit 25 Hz eine Abnahme der H-Reflex Amplitude. Das Ausmaß der H-Reflex Amplitudenabsenkung war stark abhängig von der Stimulationsintensität und der Platzierung der Spule, in geringerem Maß auch von der Stimulationsfrequenz. Die motorisch evozierten Potenziale nach transkranieller Magnetstimulation veränderten dagegen nicht. Die Autoren nahmen an, dass Mechanismen involviert sind, die sich auf präsynaptischer Ebene abspielen. Als Reaktion auf die repetitive Magnetstimulation von 5 Minuten trat bei den MS Patienten eine langanhaltende Abnahme der H-Reflex Amplitude bis zu etwa 70% der Amplitude vor Stimulation auf ($p < 0.01$). Eine ähnliche, jedoch nicht signifikante Absenkung fand sich auch bei der gesunden Kontrollgruppe. Die Arbeitsgruppe schlussfolgerte, dass die langdauernde Depression H-Reflex Amplitude nach repetitiver Magnetstimulation Folge einer Langzeitdepression der synaptischen Transmission ist.

Ebenso verfolgte die schon erwähnte Studie von Grundmann et al. zur Wirkung der repetitiven sacralen Magnetstimulation auf die Spastizität bei Patienten mit spinalen Traumen die H/M- Ratio und die Amplitude und Latenz des Achilles-Sehnen-Reflexes (9). Im Ergebnis führte die sacrale repetitive Magnetstimulation zu einer signifikanten Depression der H/M-Ratio und der ASR - Amplitude nach der ersten Behandlung. In der gesunden Kontrollgruppe induzierte die sacrale Stimulation eine tendenzielle Erniedrigung der H/M-Ratio. Spätere Untersuchungszeitpunkte ergaben keine signifikanten Effekte mehr.

Sonstige frühere Studien zur RPMS bei der Spastik schlossen keine elektrophysiologischen Erhebungen ein.

In den verschiedenen Studien wurde vor allem eine Amplitudenreduktion (von F-Welle, H/M-Ratio oder Dehnungsreflex) nach Behandlung der Spastik gefunden. In meiner Arbeit wichen die elektrophysiologischen Untersuchungen (F-Wellen Amplitude, H-Reflex Latenz, H/M-Ratio und ASR Latenz und ASR Amplitude) nach der Stimulation nicht signifikant von den Ausgangswerten ab, die Ergebnisse der vorgenannten Arbeitsgruppen konnten nicht bestätigt werden. Vor allem zeigten alle Amplitudenbestimmungen keine signifikante Reduktion nach der RPMS. Nach den zitierten Arbeiten wäre eigentlich auch eine Abnahme der F-Wellen-Latenz durch die RPMS zu erwarten. Dieses Resultat wurde nicht erreicht. Die F-Wellen Latenz verlängerte sich direkt nach der Behandlung (mit einer Signifikanz von $p<0,05$). Bei den nachfolgenden Untersuchungszeitpunkten war keine Differenz zum Ausgangswert mehr nachweisbar. Die Messunterschiede sind insgesamt gering, so dass auch eine zufällige Signifikanz vermutet werden kann. Zu berücksichtigen ist zudem, dass wie schon beschrieben unterschiedliche F-Wellen-Latenzen in der Literatur herangezogen wurden (minimale und mittlere Latenz oder die Tacheodispersion).

Es gab auch keine signifikanten Differenzen der elektrophysiologischen Parameter, wenn man verschiedene Populationen bildete (spinale vs. cerebrale Spastik, erworbene Spastik vs. infantile Cerebralparesen, leichte vs. mäßige bis schwere Spastik). Lediglich bei der Subgruppenbildung, bei der die spinale Spastik der cerebralen gegenübergestellt wurde, fielen signifikant unterschiedliche Differenzen der ASR Latenzen zwischen den Gruppen (mit p<0,05) auf. Bei der Patientengruppe mit einer spinalen Spastik wurde eine Latenzverlängerung des Achillessehnen Dehnungsreflexes gemessen (nach der Behandlung um ca. 2,2 ms (SD: 4 bis 5). Die Ergebnisse waren aber nicht auf beiden behandelten Körperseiten gleich über die Beobachtungszeiträume hinweg reproduzierbar. Eine Zunahme der ASR-Latenz als Ausdruck der reduzierten Spastik durch die Behandlung lag im Erwartungsbereich, war allerdings nicht bei der Gesamtpopulation zu beobachten. Die Ausprägung der Spastik vor der Behandlung kommt ursächlich nicht in Frage, sie war in beiden Gruppen gleich. Die ASR-Latenzen waren zwar auch schon zwischen den Subgruppen vor der Stimulation signifikant unterschiedlich (bei den spinalen Läsionen um ca. 6 ms länger), was jedoch das Studienresultat nicht erklärt. Bei der cerebralen Spastik war im Verlauf keine Verlängerung der ASR-Latenz messbar. Unter den Patienten mit einer Rückenmarkschädigung waren sowohl Tetra- als auch Paraplegiker. Möglicherweise spielt die unterschiedliche Ausprägung der Degeneration eine Rolle, wie sie von Dietz et al. (19) postuliert wurde.

Die ASR-Latenzen zeigten bei der Subgruppenbildung erworbene Spastik versus infantile Cerebralparesen einen ähnlichen Verlauf allerdings deutlich weniger ausgeprägt als bei der vorgenannten Subgruppenbildung (Verlängerung um etwas mehr als 1 ms bei der erworbenen Spastik). Dies erklärt sich dadurch, dass alle spinalen Paresen zur Gruppe der erworbenen Spastik gehören und dort 39% der Population ausmachen (Abb. 4.17.). Die anderen Messgrößen (minimale F-Wellen Latenz, maximale F-Wellen Amplitude, H-Reflex Latenz, H/M-Ratio und maximale ASR-Amplitude) zeigten keine Unterschiede zwischen den Subgruppen.

Die vorgelegte Arbeit konnte die Messbarkeit und die Therapieevaluation der Spastizität durch elektrophysiologische Untersuchungen nicht stützen.

Die differenten Ergebnisse der Aussagekraft und Reliabilität der beschriebenen Messinstrumente der spastischen Tonuserhöhung machen den unbefriedigenden Zustand der gegenwärtigen Lage deutlich. Eine europäische interdisziplinäre Arbeitsgruppe aus Klinikern und Wissenschaftlern arbeitet an der Entwicklung standardisierter Messmethoden der Spastik.

Auf Initiative dieser SPASM - Gruppe fand in Dezember 2004 eine Konferenz unter dem Thema: „Spasticity Evidence Based Measurement and Treatment" statt, wo Aspekte der Spastik hinsichtlich Pathophysiologie, Skalierung und Behandlung diskutiert wurden. Diese Arbeitsgruppe hat eine umfassende Literaturrecherche über die Messungen der Spastik durchgeführt und entwickelt zurzeit Empfehlungen für die Anwendung der führenden Techniken und Messmethoden.

Insgesamt unterstreichen die Ergebnisse dieser Untersuchungsreihe jedoch das grundsätzliche therapeutische Potential der RPMS. Die Methode bewirkt eine Senkung der spastischen Tonuserhöhung, eine verbesserte Willkürmotorik und Sensorik der zentral gelähmten Bereiche und kann eine Therapieoption bei der Behandlung der Spastik darstellen. Da sie eine schmerzfreie Alternative darstellt und mit wenigen Risiken behaftet ist, kommt sie für große Patientengruppen und insbesondere für Kinder in Frage. Magnetstimulatoren sind zur Diagnostik in Deutschland praktisch flächendeckend vorhanden. Falls diese über die Option einer repetitiven Reizung verfügen, stehen damit auch therapeutische Möglichkeiten offen. Die vorliegenden Daten zeigen eine Wirksamkeit über die eigentliche Stimulation hinaus. Tonussenkende Effekte lassen sich bis zu einer Woche nachweisen, so dass eine einmal wöchentliche Behandlung sinnvoll erscheint. Weitere Untersuchungen sind aber notwendig, um die Effekte sowohl der Stimulusintensität, -frequenz pro Serie als auch der Behandlungsfrequenz näher zu erforschen. Als Therapieverfahren muss sie noch als experimentell ohne evidenzbasierten Wirksamkeitsnachweis eingestuft werden, weitere Studien zur Etablierung der repetitiven Magnetstimulation in der klinischen Neurologie sind notwendig (50,48).

6. Zusammenfassung

Die repetitive periphere Magnetstimulation wird seit einigen Jahren von noch wenigen Arbeitsgruppen erfolgreich bei der Behandlung der Spastik eingesetzt. Prinzip dieser Methode ist es, dass in einer Stimulationsspule, die der Nervenwurzel tangential aufliegt, ein rasch wechselndes magnetisches Feld auf- und abgebaut wird. Durch elektromagnetische Induktion kommt es im angrenzenden Areal zu einer Depolarisation der gemischt sensomotorischen Nerven. Reizungen mit einer Frequenz von mindestens 15 Hz führen vor allem im entsprechenden Myotom zu einer unvollkommenen tetanischen Muskelkontraktion. Diese löst einen Rückstrom von propriozeptiven Informationen über sensorische Nervenfasern in das ZNS aus und führt außerdem zu einer antidromen Erregung von spinalen Alpha-Motoneuronen.

Vor allem dem propriozeptiven sensorischen Zustrom zum ZNS wird über modulierende Einflüsse eine tonussenkende Wirksamkeit zugesprochen.

Die vorliegende Arbeit untersuchte den Einfluss der repetitiven lumbosacralen Magnetstimulation auf den spastischen Spitzfuß. Die Behandlungsmethode wurde bei 56 Patienten mit einer Spastik verschiedener Genese, Ausprägung, Dauer und Art eingesetzt. In der Versuchsreihe bestand die Stimulation aus je 10 Serien à 10 Sekunden mit einer Frequenz von 20 Hz (insgesamt 2000 Pulse je behandelte Körperseite) und einer Intensität der 1,2 fachen motorischen Schwelle. In die Beurteilung gingen ein: die Ausprägung der Spastik, die Funktionalität der betroffenen Extremität, eine Selbsteinschätzung der Probanden bzw. der Eltern und auch elektrophysiologische Parameter. Alle Probanden empfanden die Stimulation als schmerzlos.

Hauptergebnis dieser Arbeit war, dass eine 20 Hz repetitive lumbosacrale Magnetstimulation mit 1,2-facher motorischer Muskelerregungsschwelle den Tonus des spastischen Spitzfußes über den Zeitpunkt der Stimulation hinaus senken konnte und das unabhängig von der Genese, Ausprägung, Dauer und Art der Spastik. Hierbei zeigte sich zum einen ein günstiger Effekt auf den Widerstand des Muskels gegen passive Dehnung und eine Erweiterung des Bewegungsausmaßes. Verfügten die Patienten vor der Behandlung über eine Willkürmotorik im betroffenen Sprunggelenk, so wurde diese im Mittel gebessert.

Zusammenfassend hat sich die repetitive periphere Magnetstimulation neben der transkraniellen Reizung erst ein begrenztes diagnostisches und therapeutisches

Anwendungsgebiet erschlossen, wird sich aber mit großer Dynamik weiterentwickeln. Die vorliegenden Ergebnisse unterstreichen das Potential der lumbosacralen Stimulation als Therapieoption bei der Behandlung der Spastik der unteren Extremität. Die Schmerzfreiheit, die wenigen Ausschlusskriterien und Risiken und der geringe Zeitaufwand machen sie für eine große Patientengruppe interessant. Die erhobenen Daten belegen eine klinische Wirksamkeit bis zu einer Woche, so dass eine einmal wöchentliche Behandlung sinnvoll erscheint. Als Therapieverfahren muss sie noch als experimentell ohne evidenzbasierten Wirksamkeitsnachweis eingestuft werden, weitere Studien zur Etablierung der repetitiven peripheren Magnetstimulation in der klinischen Neurologie sind notwendig.

7. Literaturverzeichnis

(1) Nielsen JF, Klemar B et al. A new treatment of spasticity with repetitive magnetic stimulation in multiple sclerosis. J Neurol Neurosurg Psychiatry 1995; 58: 254-255

(2) Nielsen JF, Sinkjaer T et al. Treatment of spasticity with repetitive magnetic stimulation; a double-blind placebo-controlled study. Mult Scler 1996; 2: 227-232

(3) Nielsen JF, Sinkjaer T. Long-lasting depression of soleus motoneurons excitability following repetitive magnetic stimuli of the spinal cord in multiple sclerosis patients. Mult Scler 1997; 3: 18-30

(4) Struppler A, Jacob C et al. Eine neue Methode zur Frührehabilitation zentralbedingter Lähmungen von Arm und Hand mittels Magnetstimulation. EEG EMG Z 1996; 27: 151-157

(5) Struppler A, Havel P et al. A new method for rehabilitation of central palsy of arm and hand by peripheral magnetic stimulation. Neurol Rehabil 1997; 3: 145-158

(6) Struppler A, Havel P et al. Facilitation of skilled finger movements by repetitive peripheral magnetic stimulation (RPMS) - a new approach in central paresis. Neurol Rehabil 2003; 18: 69-82

(7) Struppler A, Angerer B, Havel P. Modulation of sensorimotor performances and cognition abilities induced by RPMS: clinical and experimental investigastions. Suppl Clin Neurophysiol 2003; 56: 358-367

(8) Heldmann B, Kerkhoff G et al. Repetitive periphereal magnetic stimulation alleviates tactile extinction. Neuroreport 2000; 11: 3193-3198

(9) Grundmann K, Kaps HP et al. Effects of Spinal and Peripheral Repetitive Magnetic Stimulation on Spasticity in Spinal Cord Injured Patients. Suppl Akt Neurol 2001; 28: S90

(10) Krause P, Edrich T et al., Anhaltender Einfluss repetitiver Magnetstimulation der unteren Extremität auf die spastische Tonuserhöhung. Suppl Akt Neurol 2000; 27: S179

(11) Krause P, Straube A. Repetitive magnetic and functional electrical stimulation reduce spastic tone increase in patients with spinal cord injury. Suppl to Clinical Neurophysiology 2003; Vol. 56: 220-225

(12) Krause P, Edrich T, Straube A. Lumbar repetitive magnetic stimulation reduces spastic tone increase of the lower limbs. Spinal Cord 2004; 42:67-72

(13) Krause P, Straube A. Reduction of spastic tone increase induced by peripheral repetitive magnetic stimulation is frequency-independent. Neuro Rehabilitation 2005; 20:63-65

(14) Graf A. Das mechanische und innervatorische Verhalten des Ellenbogengelenks bei willkürlicher isometrischer Beugung und während Repetitiver Peripherer Magnetstimulation (RPMS) – Messungen des Muskeltonus und des Elektromyogramms, Dissertation an der Technischen Universität München, Klinik für Psychiatrie und Psychotherapie, 2002

(15) Wiesendanger M. Motorische Systeme – Funktionelle Organisation der Rindenfelder. In: Schmidt R, Thews G, Lang F: Physiologie des Menschen, 28. Auflage, Springer Verlag, Berlin Heidelberg 2000: 90-127

(16) Lance JW. Symposium synopsis. In : Feldmann RG, Young RR, Korella WCP (eds) : Spasticity : Disordered Motor Control. Year Book Medical Publishers, Chicago 1980: 485-495

(17) Sheean GL. The pathophysiology of spasticity. European Journal of Neurology 2002; 9: 3-9

(18) Reichel Gerhard. Therapieleitfaden Spastik – Dystonien, 1. Auflage, UNI-MED, Bremen 2002: 15 – 57

(19) Dietz V. Syndrom der spastischen Parese. Akt Neurol 2001; 28: 49-52

(20) O'Dwyer NJ, Ada L. Reflex hyperexcitability and muscle contracture in relation to spastic hypertonia. Curr Opin Neurol 1996; 9: 451-455

(21) O'Dwyer NJ, Ada L, Neilson PD. Spastic and muscle contracture following stroke. Brain 1996; 119: 1737-1749

(22) Bakheit AM, Maynard VA et al. The relation between Ashworth scale scores and the excitability of the alpha motoneurones in patients with post-stroke muscle spasticity. J Neurosurg Psychiatry 2003; 74: 646-648

(23) Katz RT, Rovai GP et al. Objektive quantification of spastic hypertonia: correlation with clinical findings. Arch Phys Med Rehabil 1992; 73: 339-347

(24) Allison S, Abraham L. Correlation of quantitative measures with the modified Ashworth scale in the assessment of plantar flexor spasticity in patients with traumatic brain injury. J Neurol 1995; 242: 699-706

(25) Conrad B, Bischoff C. Das EMG-Buch, 1. Auflage, Georg Thieme Verlag, Stuttgart 1998: 39 - 46

(26) Stöhr M. Atlas der klinischen Elektromyographie und Neurographie, 4. Auflage, Kohlhammer Verlag, Stuttgart Berlin Köln, 1998: 80 und 87

(27) Lin FM, Sabbahi M. Correlation of spasticity with hyperactive stretch reflexes at motor dysfunction in hemiplegia. Arch Phys Med Rehabil 1999; 80: 526-530

(28) Nielsen JF, Sinkjaer T. A comparison of clinical and laboratory measures of spasticity. Mult Scler 1996; 1: 296-301

(29) Nielsen J, Petersen N et al. H-reflexes are less depressed following muscle stretch in spastic spinal cord injured patients than in healthy subjects. Exp Brain Res 1993; 97: 173-176

(30) Schönberger JL, Heck G. Skalierungen in der Spastikbehandlung, 1. Auflage, Saentis Verlag, Scherzingen 2000: 13

(31) Leitlinien für Diagnostik und Therapie in der Neurologie; 3. überarbeitete Auflage, Georg Thieme Verlag, Stuttgart 2005

(32) Schwarz M. Spastik: Pathophysiologie, Klinik und Pharmakotherapie. Akt Neurol 1999; 26: 215-224

(33) Bjornson K et al. Botulinum toxin for spasticity in children with cerebral palsy : A comprehensive evaluation. Pediatrics 2007; 120: 49-58

(34) Berweck S, Heinen F. Therapie der Cerebralparese mit Botulinumtoxin – Grundlagen, Praxis, Atlas, Child & Brain, Bonn Berlin 2002: 77-80 und 124-127

(35) Barker AT, Jalinous R et al. Non-invasive magnetic stimulation of human motor cortex. Lancet 1985; 1(8437):1106-1107

(36) Siebner HR, Peller M, et al. Neue Einblicke in die Hirnfunktionen durch die Kombination von transkranieller magnetischer Kortexstimulation und funktioneller zerebraler Bildgebung. Nervenarzt 2001; 72:320-326

(37) Flöel A, Breitenstein C, Knecht S. Transkranielle Magnetstimulation und funktionelle Bildgebung. Klin Neurophysiol 2005; 36:165-172

(38) Keck ME. Transkranielle Magnetstimulation und Depression: neurobiologische Mechanismen. Akt Neurol, Sonderband, Neurologie 2003: 376-378

(39) Siebner HR, Rothwell J. Transcranial magnetic stimulation: new insights into representational cortical plasticity. Exp Brain Res 2003; 148: 1-16

(40) Wassermann EM. Risk and safety of repetitive transcranial magnetic stimulation: report and suggested guidelines from the International Workshop on the Safety of Repetitive Transcranial Magnetic Stimulation, June 5-7, 1996. Electroencephalogr Clin Neurophysiol 1998; 108: 1-16

(41) Menkes DL, Gruenthal M. Slow-frequency repetitive transcranial magnetic stimulation in a patient with focal cortical dysplasia. Epilepsia 2000; 41: 240-242

(42) Tergau F, Neumann D, et al. Can epilepsies be improved by repetitive transcranial magnetic stimulation? - interim analysis of a controlled study. Suppl Clin Neurophysiol 2003; 56: 400-405

(43) Kellinghaus C, Loddenkemper T, et al. Elektrische Hirnstimulation in der Epilepsietherapie. Nervenarzt 2003; 74: 664-676

(44) Hesse S, Mauritz KH. Management of spasticity. Neurol 1997; 10: 498-501

(45) Flöel A, Knecht S. Transkranielle Magnetstimulation in der Therapie von Schlaganfallfolgen. Klin Neurophysiol 2002; 33: 100-105

(46) Wassermann EM, Lisbany SH. Therapeutic application of repetitive transcranial magnetic stimulation: a review. Clin Neurophysiol 2001; 112: 1367-1377

(47) Sommer M, Kamm T. Repetitive paired-pulse transcranial magnetic stimulation affects corticospinal excitability and finger tapping in Parkinson's disease. Clin Neurophysiol 2002; 113: 944-950

(48) Valle AC, Dionisio K et al. Low and high frequency repetitive transcranial magnetic stimulation for the treatment of spasticity. Dev Med Child Neurol 2007; 49: 534-538.

(49) Centonze D, Koch G. Neurology. Repetitive transcranial magnetic stimulation of the motor cortex ameliorates spasticity in multiple sclerosis. Neurology 2007; 68:1045-1050

(50) Pötter M, Peller M et al. Therapeutische Anwendungen der repetitiven Magnetstimulation in der Neurologie – Möglichkeiten und Grenzen. Klin Neurophysiol 2005; 36: 186-201

(51) Meyer BU. Repetitive Magnetstimualtion als Therapieverfahren? Suppl Akt Neurol 1998; 25: S82

(52) Morren GL, Walter S et al. Effects of magnetic sacral root stimualtion on anorectal pressure and volume. Dis Colon Rectum 2001; 44: 1827-1833

(53) Siebner HR, Tormos JM et al. Low-frequency repetitive transcranial magnetic stimulation of the motor cortex in writer's cramp. Neurology 1999; 52: 529-537

(54) Krause P, Straube A. Periphere repetitive Magnetstimulation beim Schreibkrampf. Akt Neurol 2005; 32: S174

(55) Mathis J, Seemann U et al. The boundary effekt in magnetic stimulation: Analysis at the peripheral nerve. EEG and Clin Neurophysiol 1995; 97: 238-245

(56) Bischoff C. Magnetstimulation des neuromuskulären Systems: Grundlagen und klinische Evaluierung. Habilitationsarbeit an der technischen Universität München, 1994

(57) Kunesch E, Knecht S et al. Somatosensory evoked potentials (SEP's) elicited by magnetic nerve stimulation. Electroencephalogr Clin Neurophysiol 1993; 88: 459-467

(58) Zhu Y, Starr A. Magnetic stimulation of muscle evoked cerebral potentials. Muscle Nerve 1991; 14: 721-732

(59) Niehaus L, Röhricht S et al. Vegetative Effekte der repetitiven transkraniellen Magnetstimulation. Klin Neurophysiol 1999; 30: 10-14

(60) Voerman GE, Gregoric M, Hermens HJ. Neurophysiological methods for the assessment of spasticity: the Hoffmann reflex, the tendon reflex, and the stretch reflex. Disabil Rehabil. 2005; 27: 33-68.

(61) Struppler A, Binkofski F et al. A fronto-parietal network is mediating improvement of motor function related to repetitive peripheral magnetic stimulation: A PET-H2O15 study. Neuroimage 2007;36 Suppl 2:T174-186

(62) Bischoff C, Schoenle PW, Conrad B. Increased F-wave duration in patients with spasticity. Elektromyogr Clin Neurophysiol 1992; 32: 449-453.

(63) Eisen A, Odusote K. Amplitude of the F wave: a potential means of documenting spasticity. Neurology 1979; 29:1306-1309

(64) Milanov I. Clinical and neurophysiological correlations of spasticity. Funct Neurol 1999; 14: 193-201

(65) Tsai CT, Chen HW, Chang CW. Assessments of chronodispersion and tacheodispersion of F waves in patients with spinal cord injury. Am J Phys Med Rehabil 2003; 82: 498-503

(66) Levin MF, Hui-Chan C. Are H and stretch reflexes in hemiparesis reproducible and correlated with spasticity? J Neurol 1993; 240: 63-71.

(67) Schindler-Ivans SM, Shields RK. Soleus H-reflex recruitment is not altered in persons with chronic spinal cord injury. Arch Phys Med Rehabil 2004; 85: 2070

(68) Rosche J, Rub K et al. Effects of physiotherapy on F-wave-amplitudes in spasticity. Electromyogr Clin Neurophysiol 1996; 36: 509-511

(69) Rosche J, Paulus C et al. The effects of therapy on spasticity utilizing a motorized exercise-cycle. Spinal Cord. 1997; 35:176-178

(70) Dachy B, Dan B. Electrophysiological assessment of the effect of intrathecal baclofen in spastic children. Clin Neurophysiol 2002; 113: 336-40.

(71) Hoving MA, van Kranen-Mastenbroek VH et al. Placebo controlled utility and feasibility study of the H-reflex and flexor reflex in spastic children treated with intrathecal baclofen. Clin Neurophysiol 2006;117:1508-1517

8. Verzeichnis der Abkürzungen

ADHS	Attention-Deficit-Hyperactivity-Syndrome
ASR	Achilles-Sehnen-Reflex
Btx	Botulinumtoxin
EEG	Elektroencephalographie
ENG	Elektroneurographie
EMG	Elektromyographie
HSSP	Hereditäre spastische Spinalparalyse
ICP	Infantile Cerebralparese
MAS	Modifizierte Ashworth Skala
MEP	Motorisch evozierte Potenziale
MRT	Magnetresonanztomographie
MS	Multiple Sklerose
PET	Positronen-Emissions-Tomographie
RMS	Repetitive Magnetstimulation
RPMS	Repetitive periphere Magnetstimulation
RTMS	Repetitive transkranielle Magnetstimulation
SD	Standardabweichung
SEP	Somatosensorisch evozierte Potenziale
SHT	Schädel-Hirn-Trauma
TES	Transkutane Elektrostimulation
UMN	upper motor neuron
ZNS	Zentrales Nerven-System

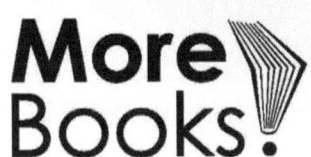

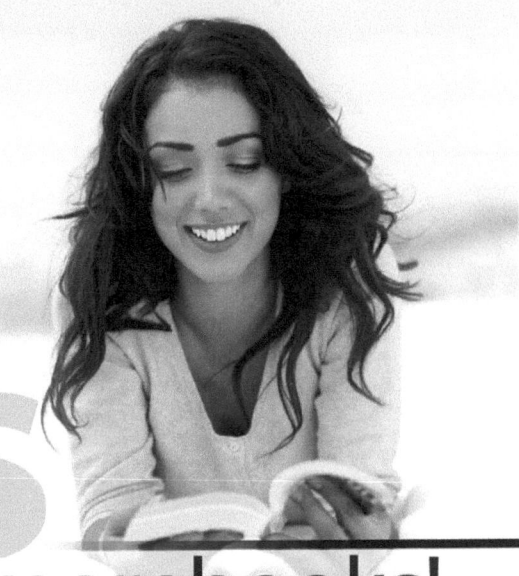

i want morebooks!

Buy your books fast and straightforward online - at one of the world's fastest growing online book stores! Environmentally sound due to Print-on-Demand technologies.

Buy your books online at
www.get-morebooks.com

Kaufen Sie Ihre Bücher schnell und unkompliziert online – auf einer der am schnellsten wachsenden Buchhandelsplattformen weltweit!
Dank Print-On-Demand umwelt- und ressourcenschonend produziert.

Bücher schneller online kaufen
www.morebooks.de

OmniScriptum Marketing DEU GmbH
Heinrich-Böcking-Str. 6-8
D - 66121 Saarbrücken
Telefax: +49 681 93 81 567-9

info@omniscriptum.de
www.omniscriptum.de

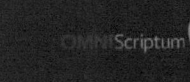

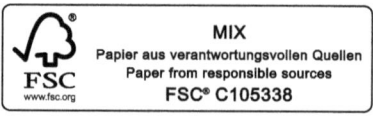

Printed by Books on Demand GmbH, Norderstedt / Germany